养生堂 教你
健康有良方

北京广播电视台《养生堂》栏目组　著

江苏凤凰科学技术出版社·南京

图书在版编目（CIP）数据

养生堂教你健康有良方 / 北京广播电视台《养生堂》栏目组著. — 南京 : 江苏凤凰科学技术出版社，2024.8

ISBN 978-7-5713-4401-6

Ⅰ.①养… Ⅱ.①北… Ⅲ.①养生(中医) Ⅳ.①R212

中国国家版本馆 CIP 数据核字 (2024) 第 107442 号

养生堂教你健康有良方

著　　　者	北京广播电视台《养生堂》栏目组
责 任 编 辑	汤景清
责 任 校 对	仲　敏
责 任 监 制	方　晨

出 版 发 行	江苏凤凰科学技术出版社
出版社地址	南京市湖南路 1 号 A 楼，邮编：210009
出版社网址	http://www.pspress.cn
印　　　刷	文畅阁印刷有限公司

开　　　本	718 mm×1 000 mm　1/16
印　　　张	16
插　　　页	1
字　　　数	268 000
版　　　次	2024 年 8 月第 1 版
印　　　次	2024 年 8 月第 1 次印刷

标 准 书 号	ISBN 978-7-5713-4401-6
定　　　价	48.00 元

图书如有印装质量问题，可随时向我社印务部调换。

前言

作为中国健康养生标杆栏目，北京广播电视台《养生堂》自2009年开播以来，至今已有15年，深受广大观众的喜爱。栏目组选题多年来一直聚焦中老年朋友最关心的健康问题。15年的相知相伴，让越来越多的中老年朋友每日准时守候在电视机旁，拿好纸笔用心记录，甚至积极参与到节目的线上互动中来，这也给了栏目组更多的爱和动力。

北京广播电视台《养生堂》与亿万热爱生活、追寻健康观念的国人一起砥砺前行，力图为"健康中国"的建设添砖加瓦。

15年来，北京广播电视台《养生堂》的专家们从三甲医院的副主任医师一路提升到科室主任和学科带头人，上千位全国权威医疗专家全部"零片酬"出镜，他们把晦涩难懂的专业知识以大众听得懂的方式进行讲述，内容深入浅出、亲切易懂，完全把北京广播电视台《养生堂》当成公益讲座，和我们共同维护着北京广播电视台《养生堂》的公信力和美誉度。

15年来，始终坚守科学性是北京广播电视台《养生堂》的生命基础。养生类节目关乎生命健康，为此，我们坚持与权威医院合作，追踪最新的科研成果，介绍最前沿的医疗技术和手段。我们常年紧密合作的医院包括北京协和医院、北京医院、中日友好医院、中国医学科学院阜外医院、首都医科大学附属北京安贞医院、北京大学第一医院、中国人民解放军总医院、首都医科大学附属北京中医医院等多家三甲医院，它们既为节目提供了专业而稳定的专家资源，也保障了节目内容的科学性。

15年来，北京广播电视台《养生堂》的官方微博、公众号后台每天都能收到数千条留言，热心观众的反馈更是北京广播电视台《养生堂》栏目组不懈努力的动力。继2017年将节目内容整编成书、出版发行获得强烈社会反响后，涵盖2017年后最新节目内容的图书也编写完成。这本最新图书简单实用、干货满满，囊括视频节目里的所有优质内容，讲的都是观众、读者关心的问题。

我们致力将权威的养生知识以通俗易懂的方式带到您的身边。希望可以成为您真正的知己，希望可以通过北京广播电视台《养生堂》和这本最新图书与您同舟共济，在健康的道路上幸福前行！

北京广播电视台《养生堂》栏目组

2024年3月

目录

第四章　急症不慌张，救命有良方

第五章　好药精着用，更显好疗效

第六章　防治走在前，肿瘤离得远

第一章

心脑血管好，
四季都安康

长期睡不好，可能是脑小血管在"憋大招"

名医指导：吉训明（首都医科大学宣武医院神经外科主任医师）
　　　　　杨　戈（中国中医科学院广安门医院老年病科主任医师）

在日常生活中，大血管健康备受人们关注，小血管问题却常被忽略。脑小血管病的患者常常会出现身体一侧麻木、四肢无力、偏瘫、失语、运动障碍等症状，有的甚至还有多种可逆性中风表现。说到这里，相信大家不会再因为脑小血管的"小"而忽略它了。

❀ 名医会诊

诊例一：王叔叔，70岁。烟酒不沾，没有"三高"问题，但近两年深受失眠困扰，一星期合计睡不够20小时，精神不振。2018年4月23日出现左侧肢体无力，伴头晕、头部昏沉、言语不清，紧急入院后确诊为脑梗死（简称"脑梗"）。

诊例二：男性患者，92岁。生活能自理，基本沟通无障碍，但无法画出准确的形状，细节动作行为执行力差，后确诊为脑小血管堵塞引发的手笨拙综合征。

主持人："诊例一中王叔叔没有不良的生活习惯，怎么就引发了严重的脑梗呢？"

吉训明："尽管没有'三高'问题，烟酒不沾，但根据他的影像学资料，发现他在过去的30年中，至少有过10次脑梗。"

主持人："10次?! 没有高血压也能诱发脑梗吗？"

吉训明："是的，这就是我们常说的'微脑梗'。"

主持人："那这个'微脑梗'是怎么引起的？"

吉训明："'微脑梗'常常是由隐匿性的血管疾病引起的，这种病在早期没有明确症状，但是患者会逐步出现失眠、反应迟钝、注意力不集中等早期的一些很容易被忽略的症状。"

主持人："这里的'隐匿性的血管疾病'指的是什么？"

吉训明："指小血管病变。我们人体的血流从心脏进入大脑后，一开始经过大血管，逐步由大血管到小血管，最后经过像头发丝一样细的无数小血管。这种小血管的直径只有 50 ～ 400 微米，一旦出现病变，通过它供应脑组织的血流就会下降，脑组织也就营养不良了。"

主持人："那小血管病变会引发什么重大的后果呢？"

吉训明："小血管病变实际上是一个全脑的问题，不同部位、脑区出现小血管的问题，会出现不同的临床症状，比如运动区发生小血管问题，就会出现行走缓慢、步态不稳的症状；额叶发生小血管问题，就会出现情绪异常的症状。它的隐匿性特别强，很多症状经常和其他病的症状类似，所以常被大家忽视。"

主持人："那这种小血管病变有可能触发大血管病变吗？"

杨　戈："他在 1 ～ 5 年内再发生大型心脑血管事件的概率会增加 1.6 ～ 1.8 倍。而且，这种小血管病变也是引起痴呆的重要原因之一，就像诊例二中这位 92 岁的患者，他还能走路，来就医时也能交流，生活能自理，但若让他画图形就画不出来了，细节动作行为执行力差，说明他已经有一定的脑损伤了。"

🏺 疗护指南

1. 小血管病变早期表现症状

根据统计，我国大概有三分之二 65 岁以上的老年人会发生小血管病变。这么高的发病率，如何才能通过一些蛛丝马迹的症状表现来预防它呢？医学专家提醒，同时出现以下症状就要警惕了。

2. 预防脑小血管病——缺血缺氧预防适应训练

抗缺血缺氧能力是可以后天训练的。每天有规律的、一定运动量的锻炼能够让人体产生抵抗缺血、缺氧的物质，发生中风的概率也会明显下降。可以选择打太极拳、游泳、散步等运动，比如以 10 分钟每千米的速度，每天走 50～60 分钟，让心率超过 100 次/分钟。这样的运动一个星期不少于 5 次。

3. 合理的饮食习惯能有效预防小血管病变

·一旦叶酸和 B 族维生素缺乏，就会引起血管的动脉粥样硬化，进而引起小血管病变。有选择性地食用富含叶酸和 B 族维生素的食物，可以起到预防小血管病变的作用。

·生活中常见的 B 族维生素含量较高的食物有酸奶、罐头、面包、瘦肉、鱼类等。

4. 巧用水银血压计激发血管保护因子

·用水银血压计测量时，应注意袖带系在肘窝向上约 1 厘米处，松紧度以可以搁进一个指头为宜。

·一般说来，压力达到自己基础血压之上的 40mmHg（1mmHg=0.133kPa），就可以达到阻断血流的目的。具体操作时，压力要达到 180mmHg 以上，并持续 5 分钟。

·在此激发过程中，可能会感觉上肢有点麻，麻到发疼，但是仍可以忍受。这个时候可以看看手是不是因为血流被阻断而开始发白，若发白，说明达到了阻断血流的程度，产生了血管保护因子。这样持续 3 分钟，等慢慢耐受后再把气囊打开。从加压到放气是一个循环，建议一天做 2 次，一次 5 个循环。

瘦得太快，看看心脏中毒了没

名医指导：朱光发（首都医科大学附属北京安贞医院呼吸内科兼感染科主任医师）
　　　　　董　然（首都医科大学附属北京安贞医院冠心病外科主任医师）

　　心脏被毒性物质侵入，而这种毒性物质可能发生在任何人身上。如果不能及时清除，病死率高达 16%～25%。心脏中的毒性物质一旦发生脱落，就会流到全身，引发各个脏器的梗死，造成全身感染。这究竟是怎样的一种疾病？毒性物质又是通过什么样的途径进入人体血液里的呢？

❀ 名医会诊

　　诊例一：陈叔叔，4 个月内突然消瘦，瘦了 20 多千克。没有食欲，吃点东西就前胸后背疼，后来到了几乎吃不下任何东西的程度。同时身体极度虚弱，还发生了心力衰竭（简称"心衰"）。

　　诊例二：李先生，53 岁。先是感冒、发热，但没有重视，在家输液，半个月以后又感冒、发热，继续当感冒治疗。就这样反复感冒，伴全身乏力、食欲下降，体重从 85 千克降到 65 千克。

　　主持人："瘦得太快，且不适症状越来越多，诊例一中陈叔叔是怎么回事呢？"
　　朱光发："他是因为心脏被毒性物质破坏了关键结构，产生了很多断裂，穿孔，烂了，影响血液的动力学循环，血液不能到达主动脉，从而影响到全身血供，出现了心衰。"
　　主持人："有毒物质侵入会对心脏带来一系列怎样的后果呢？"
　　朱光发："会产生急性心衰，还有可能发生动脉栓塞，有可能是大脑、心脏、下肢的栓塞。这种栓塞带有病菌，会在栓塞的周围形成脓肿，脓肿会破溃，然后把毒素释放到全身，引发全身的大感染。"

主持人："毒素会对我们的心脏产生什么样的影响？"

董　然："毒素到了心脏后会造成瓣膜损伤。诊例一中的陈叔叔就是主动脉瓣出现了问题。正常的瓣膜是粉薄的，厚度只有 1 毫米，柔软、坚韧；而被毒素腐蚀的瓣膜会逐渐地被病菌吞噬，同时会形成一些不能开放的赘生物（如下图所示）。"

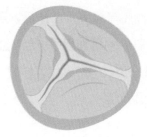 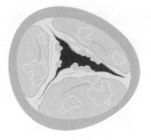

正常的主动脉瓣示意图　　被腐蚀的主动脉瓣示意图

主持人："这样会影响到心脏的运转吧？"

董　然："是的。心脏之所以能够高效运转，是因为有一组单向的'阀门'保证血液从心室里运到主动脉里。如果瓣膜被损坏了，运到主动脉的血又回来了。比如我们运过去 5 升又回来 3 升，怎么办呢？它需要运 8 升才能够保证向主动脉里送 5 升，所以只能多工作。这也是诊例二中李先生的体重一下降 20 多千克的原因。因为感冒的消耗让体重越来越轻，心脏跳得越来越累，到最后可能就跳不动了。而且瓣膜上的赘生物容易脱落，脱落后的赘生物会随着血流分布到全身，形成动脉栓塞。这就是全身动脉栓塞的基本原理。"

主持人："那么，毒性物质究竟是怎么样存在的呢？"

董　然："常见的有两种：一种是金黄色葡萄球菌；另一种是草绿色链球菌。这两种细菌都是造成瓣膜感染、腐蚀瓣膜的毒性细菌物质，这就是感染性心内膜炎。"

健康小贴士

感染性心内膜炎是指由细菌、真菌和其他微生物直接感染而产生心瓣膜或心室壁内膜的炎症。

🩺 疗护指南

1. 四种细菌入侵血液的途径

牙 齿	扁桃体	创 伤	肠胃炎
刷牙时牙龈出血，容易造成细菌侵入；拔牙、修牙时消毒不严格，细菌会通过伤口进入血液系统中	在扁桃体化脓后，脓液里的细菌会通过损伤的血管乘虚而入到血管里	皮肤黏膜上长结、脓肿，破损时或扎针时，会把皮肤上的细菌带入到血液中	胃肠道里有很多细菌，比如大肠杆菌。在做胃肠镜检查时，也会造成黏膜的损伤，使细菌进入血液，造成感染性心内膜炎

2. 感染性心内膜炎的预防要点

　　感染性心内膜炎早期的症状很像感冒。常见的症状是发热，发热时体温低于39℃，持续发热超过3周，并伴随肌肉关节痛、乏力、食欲缺乏、体重减轻等症状。普通感冒一般持续3~5天，其间多喝水、多睡觉、多休息可能就好了，但感染性心内膜炎是睡觉了、喝水了、休息了、发热了，却还不见好，这时就不能再当成感冒处理，应该抓紧时间就医，检查心脏状态。

3. 做哪些检查可以第一时间发现感染性心内膜炎

　　有三个检查指标。第一，血常规，重点看蛋白和中性粒细胞的百分比。第二，降钙素原，一般会明显升高，远超出正常值。第三，B超，超声心动图检查可以看到细菌长在心脏瓣膜上的飘絮状态。

4. 生活中预防细菌感染的注意事项

　　·拔牙时选择专业、权威的牙科，消毒到位，避免感染。

　　·处理面积较大的创口伤害时，尽量去正规医院，避免操作不当引发感染。

　　·对慢性肠胃炎（长期大便不成形等病情）不拖延，及时就医。

太漂亮的血管多隐藏着疾病隐患

名医指导：**孙永全**（首都医科大学附属北京朝阳医院神经外科主任医师）
　　　　　李　荧（首都医科大学附属北京朝阳医院神经外科副主任医师）

随着年龄的增长，血管的活力和机能会逐渐减退，进而导致各种健康问题。有的人动脉僵硬，有的人脉搏发生病态变化，不管哪种病变都属于血管异常。血管异常往往是血管疾病的开端。那么，血管健康状态与血管的样子是否有直接关系呢？漂亮的血管长什么样？为什么说太漂亮的血管更容易出现问题？它又有哪些隐患呢？

❀ 名医会诊

诊例一：（孙永全主任自身病例分享）2010 年，孙主任 45 岁时心血管出现了问题。他的血管很漂亮，无论是管径还是粗细都非常完美，没有发现任何斑块、狭窄和缺失。但到了 2014 年，他测血压时发现左侧的血压为 140/90mmHg，正常；右侧的血压为 150/90mmHg，左右手的血压状况不一致，左侧锁骨下动脉有较重的狭窄。

诊例二：吴先生，50 多岁。发病前身体状况不错，爱运动，常规体检也没有问题，没有"三高"问题，一年中的感冒、发热都很少。2008 年 7 月 23 日，早上 7 点钟他起床后发现身体往右侧偏，怎么也调整不过来。去医院就诊，确诊为突发脑梗。

主持人："孙主任，您既是患者又是医者。诊例一中为什么您出现了血压问题马上想到是血管太完美造成的呢？"

孙永全："出现这个问题，我首先认为是锁骨下动脉可能出现狭窄了，也就是出现了盗血综合征。"

主持人："什么是盗血综合征？"

李　荧："正常人身体的血在锁骨位置有一个分叉，使得血有一部分流到上肢，有一部分流到大脑。"

主持人："如果血管有狭窄、斑块了，这时患者会表现出什么症状？"

李　荧："有斑块的一侧会表现出血压下降、脉搏减弱，患者会出现头晕的症状。盗血相当于发生的狭窄导致上臂运动的时候，椎动脉的血流产生了反流，进而造成脑供血减少，出现了头晕。"

主持人："那漂亮的血管对斑块、闭塞有什么样的影响呢？"

孙永全："血管本身因为太对称、太漂亮，正常情况下都在合力供应基底动脉，使得小脑的供血非常好，但这种均衡一旦被打破就会出现问题。"

主持人："会出现哪些具体问题呢？"

孙永全："当有局部内膜损伤时，血流就会发生一些变化。在漂亮的血管中，一部分血流上去的同时还有一部分血流会下来，这样局部就会出现血流对冲甚至涡流的情况。在涡流作用下，局部沉积的东西会快速堆积。"

主持人："如果椎动脉两侧的血管不对称、不完美，会出现什么情况呢？"

孙永全："一侧会出现问题，而另一侧血流会很细小，这样即使想偷血也偷不来，只能加快血流速度来保证颅内供应和自身血液供应，反而不会发生血流对冲的情况。"

主持人："我们再来看一下诊例二中吴先生的病例，检查发现他的血管也很漂亮。"

孙永全："不错。虽然他已经出现了偏瘫、严重的脑梗，可是推到手术室里做检查时，却找不到是哪儿梗住了。"

主持人："吴先生的脑梗发生在颅内，却找不到梗死点，是否也是漂亮血管导致的呢？"

李　荧："是的。一般来讲，一个不漂亮的血管是没有完整的微循环结构，而吴先生有。不巧的是，通过医学合理推测他的病变血管恰好是在这个微循环结构上。也就是说，一般人的微循环结构是断环，而吴先生的是闭环。由此可见，不管是在哪儿,如果血管很对称、很完整就容易出现问题,这就是漂亮血管的弊端。"

🌿 疗护指南

1. 所有漂亮的血管都有问题吗

年龄不同,血管漂亮的标准不同,病情程度的判断标准也不同。

20岁	40岁	60岁	80岁	90岁及以上
血管整体干净光滑,尤其是血管内表面光滑、漂亮	血管内已经有了一些脂肪的沉着,开始出现硬化的表现,但血流还是通畅的,不会影响正常生活	血管内皮不再光滑,开始有方块物质凸出到管腔内,但状况不严重,尚未影响远端血液供应	血管内的斑块变大,且开始由两边向中心附着,血管的管腔内径变得越来越小,导致远端器官的供血量降低,出现不适症状	血管内中间窄成一条缝,阻塞程度严重,血液供应问题更突出,随时有梗死的风险

2. 如何预防漂亮的血管引发的疾病

建议定期进行血管拍片检查。每 3～5 年做一次 CT 血管造影或核磁共振血管成像的检查。对 45 岁以上的男性和 50 岁以上的女性进行常规的随访、检查,就规范的治疗做到早发现、早诊断、早治疗,避免重病的发生。如果发现问题,最好找专科医生(因为每个人情况不一样,一定要找专科医生)来分析、判断和决策。

3. 养护血管的食材

中医认为,葱白补血脉,是很好的血脉补品;三七和菊花具有活血、清肝降压的功效;芦笋含有多种人体必需的钙、磷、钾、铁等微量元素,这些微量元素对癌症及心脏病的防治有重要作用;而洋葱具有防癌抗癌、抗病毒杀菌等的功效。

另外,保证充足的睡眠、减少熬夜、进行午休、多参加体育锻炼、减少久坐等都是养护血管的良好生活方式。

颈部动脉血管粗细不一致，很危险

名医指导：华　扬（首都医科大学宣武医院血管超声科主任医师）

焦力群（首都医科大学宣武医院介入放射科主任医师）

马青峰（首都医科大学宣武医院神经内科主任医师）

人体血管的粗细与个人身体素质有关，但无论粗细，只要是正常状态下无病症的就好。为什么有些人会出现颈部动脉血管一侧粗、一侧细的情况？产生动脉斑块后我们能做什么？哪些人因此更易出现中风问题？

❀ 名医会诊

诊例一：李叔叔，52 岁。头晕持续了 5 年，每天昏沉沉的，记忆力明显下降，左侧视力模糊，基本丧失功能，语言表达能力也不好。十几年间从未做过脑血管体检。检查发现不均回声扁平斑块，后确诊为中风。

诊例二：男性患者，36 岁。3 年里反复出现高血压，吃降压药，血压 150/90mmHg，逐渐头晕不适。检验片子显示，大脑右半球的血液大部分要靠左半球供应。后确诊为颈动脉先天性肌纤维发育不良。

主持人："诊例一中李叔叔的情况大概是什么样的？"

华　扬："我们第一时间用超声检查对他进行筛查，发现他是因为颈动脉一粗一细导致的中风，也就是脑卒中。他血管的超声特点是颈动脉左侧全程纤细。正常人的颈动脉两侧应该是对称、粗细一致的，如果是一侧粗一侧细，就有潜在的中风危险。"

主持人："这种情况下肯定要做进一步的超声排查，该如何做呢？"

焦力群："这位先生的颈动脉左侧是很细的。通过对比可以看出，典型的一侧粗一侧细。我们给他做了内膜剥脱手术，把导致远端血管变细的斑块去除掉（如右图所示）。"

主持人："是什么样的斑块呢？"

焦力群："是动脉粥样硬化的斑块，既有很松软的脂肪组织，也有钙化变硬的地方，是一种非常不稳定的动脉病变。"

主持人："李叔叔的病例里还提到不均回声扁平斑块。什么叫作'扁平斑块'？"

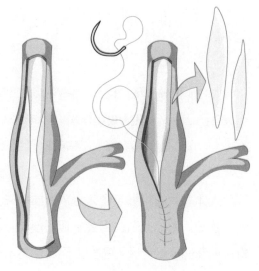

内膜剥脱手术示意图

华　扬："正常的血管壁有内膜层、平滑肌层和外膜层这三层。斑块的产生过程就是内膜层破损后，脂质进入内膜层下沉积起来，越来越多，使得管腔开始变细，斑块逐渐形成。此时斑块表面的纤维帽还比较规则，但若不控制血压、血糖和血脂，或者抽烟、喝酒，那么斑块会越来越大，最后会将管腔堵死，形成血栓，进而出现中风。"

主持人："诊例二中的这位患者非常年轻，而且血压比较高，但吃完降压药之后反而头晕了，后来发现他是颈动脉先天肌纤维发育不良。什么叫作'肌纤维发育不良'呢？"

华　扬："刚才我们说过，正常的血管壁有三层，但有些人的平滑肌层先天性发育不良，非常薄，或者肌纤维一段厚一段薄，这两种情况都属于肌纤维发育不良。"

主持人："那么，在什么情况下可能会发生中风呢？"

马青峰："如果颈动脉肌纤维发育不良，已经造成血管狭窄和变细，并且此时颅内的代偿不好，脑内侧支血管循环没有完全建立起来，有一定的堵塞情况，此时患者的远端供血能力就很差，一旦出现脱水就很容易发生中风。"

🥄 疗护指南

1. 颈动脉超声检查有何意义

颈动脉超声检查可以直接观察到管腔，性价比高，还无辐射，可以筛查包括肌纤维发育不良在内的多类脑血管问题，及时复查能有效预防中风。

2. 哪些症状是血管问题的预警信号

老年人头晕，甚至影响到记忆力，这时就需要去医院做一个血管状态监测。若出现同侧眼睛的一过性黑蒙、肢体无力麻木、语言功能障碍等症状，需要及时打120急救。

3. 中风的高危人群是哪些

高血压人群、糖尿病人群、高血脂人群、冠心病人群、过度肥胖人群、有吸烟酗酒不良习惯人群，这六类人群应该做常规的血管超声筛查。

国家倡导一般从40岁开始，应每年做一次颈动脉超声检查。

4. 发现动脉斑块了，我们能做什么

·发现斑块后，可能斑块暂时处于稳定的状态，但不代表绝对稳定。所以，一旦在检查中发现了动脉斑块，一定要定期去复查。

·如果血管状况已经属于中度狭窄，应该每半年到一年复查一次。重度狭窄要密切关注，出现症状应及时就医进行干预。

牙疼胃疼，竟是因为冠心病

名医指导：**迟立群**（首都医科大学附属北京安贞医院微创心脏外科主任医师）
孔晴宇（首都医科大学附属北京安贞医院微创心脏外科副主任医师）

当动脉管壁中出现脂肪物质堆积即动脉粥样硬化，或发生血管痉挛时，冠状动脉的局部会出现狭窄甚至堵塞，从而导致心脏血液供应不足，诱发心肌缺血，也就是我们说的冠心病。肥胖、高血脂、高血压、糖尿病、吸烟、高脂肪饮食、缺乏运动等都是冠心病的诱因。冠心病和"三高"人群有没有联系？如何预防冠心病？

❀ 名医会诊

诊例一：李先生。2017 年 8 月开车出门跟女儿去办事时，突然觉得嗓子里火辣辣的，就像吃了很多辣椒一样。回到家洗澡的时候，胃部也产生了火辣辣的感觉，以为是胃食管反流。就医后发现，三支冠状动脉血管都有重大病变，已经属于冠状动脉粥样硬化性心脏病（简称"冠心病"）的危重情况了。

诊例二：女性患者，50 岁。经常感觉后槽牙疼得厉害，去各个医院的牙科看牙，还拔了一颗牙，疼痛并没有减轻，最后诊断是冠心病。因为病情已经比较严重，心脏功能偏差，所以做了心脏搭桥手术。

主持人："像诊例一中李先生这样三支主要血管都出现广泛病变的情况常见吗？"

孔晴宇："常见。因为冠心病侵蚀的血管是很广泛的。在临床治疗上，如果狭窄没有大于 70%，可以不做手术，靠吃药来解决。"

主持人："为了让大家更直观地了解冠心病的筛查手段，需要解答两个问题。第一个问题，请问牙疼、胃疼跟冠心病有关吗？"

迟立群："冠心病在心肌严重缺血的时候会产生一些代谢产物，而心脏本身是没有感觉神经的，它产生的这些代谢产物刺激了脊髓的浅表神经，而脊髓的浅表神经类似片警一样，一部分神经管一片区域，如果刺激了负责腹部的神经，出现的症状就是胃疼；刺激了负责上颌部的神经，出现的症状就是牙疼。像诊例二中的情形，简单来说，如果你的牙一点问题都没有，也没有红肿、龋齿、炎症，它突然疼了，这时就要注意了。"

主持人："第二个问题，常规体检的各项指标都正常，就不会有冠心病了吗？"

孔晴宇："常规体检主要适用于普通疾病，但是体检指标正常并不能排除冠心病，因为每一种检查都有它的局限性。"

🥣 疗护指南

1. 冠心病如何预防

- ·少吃脂肪类的食物，适当控制动物蛋白的摄入量。
- ·尽量少吸烟，避免引起心肌缺血。
- ·积极锻炼身体，促进体内的脂肪燃烧和分解。
- ·食用苦瓜等含纤维素较多的食物。苦瓜有降低胆固醇的作用；纤维素能吸收肠道内的水分，促进肠蠕动，预防便秘，排便时就不会用力过度，进而减少冠心病的发生。

2. 冠心病发生的高危因素有哪些

家族遗传因素，遗传因素在冠心病的发生中占有一定的比例；精神因素，劳累（长期熬夜）也是冠心病发生的主要因素之一；性别因素，冠心病患者多为男性；女性患者较为高龄，且多在绝经后才发病。

3. 冠心病的筛查手段有哪些

医学专家建议，请按照以下顺序进行筛查：常规体检→心电图检查→超声心动图→冠状动脉 CT→冠状动脉造影术。

心脏跳得太慢一样会伤"心"

名医指导：**刘如秀**（中国中医科学院广安门医院心血管科主任医师、国医大师
刘志敏首批学术继承人）

汪艳丽（中国中医科学院广安门医院心血管科副主任医师）

对心脏来说，跳得慢是可怕的，它比快更危险。心跳过慢的背后隐藏着可怕的疾病。这种可怕的疾病常见于中老年人，且发病率很高。在生活中，大家往往都不把它当作是病，实际上，五分之一的猝死和心跳过慢有关。心跳过慢是如何发生的？它的病因是什么？生活中又有哪些有用的护心举措值得我们学习呢？

❀ 名医会诊

诊例一：男性患者，72岁。当过兵，退休后有七八年的时间经常出现胸闷、心绞痛、后背发闷。近来疼的频率越来越高。胸口疼痛性质是压榨式的。去医院输液一周后症状缓解，随后又发作，输液效果大不如前。直到心跳最慢的时候只有30次/分钟，发现问题严重。后经过4个月治疗，恢复到75次/分钟。

诊例二：彭阿姨，52岁。无缘故摔倒两次，晕厥，醒过来以后没当回事。年初其母亲去世让她身心俱疲、浑身乏力，感觉喘不上气来。去医院检查，发现心跳最慢的时候只有31次/分钟，还出现过停搏。医生建议装心脏起搏器。

主持人："诊例一中患者的状况比较严重吧？"

刘如秀："是的，但他的症状挺特别。一般人都是以头晕为主，他则是以心绞痛、心憋为主，这说明他身上有可怕的疾病。他的症状表现和冠心病一样，但后果却比冠心病更严重，致死率很高。"

主持人："究竟是什么病这么可怕？"

汪艳丽："这种病叫作迟脉症，也就是西医上所说的'心动过缓'。正常人的脉搏是一息四到五至，中医说'三至则迟、六至则数'，说的就是一次呼吸，脉搏可以跳动 4～5 次，脉搏跳 3 次或者 3 次以下时叫作迟脉，脉搏跳 6 次或者 6 次以上时叫作数脉。"

主持人："迟脉症是怎么发生的呢？"

汪艳丽："人的脉搏和五脏是相关的。五脏有阴阳之分，阳气可以让我们兴奋、活跃，对应着心跳和脉搏会加快；阴气可以使人安静，对应着心跳和脉搏会减慢。迟脉症就是心跳和脉搏减慢的这种状态。诊例一中患者属于阳气虚弱或者阴气亢盛，就是中医常说的阳虚或者阴盛。"

主持人："迟脉症的根本病因是什么？"

汪艳丽："根本病因就是心肾阳虚，加上阳郁血瘀。阳郁血瘀指我们的身体中有寒凝，诊例二中彭阿姨也是这种情况。"

主持人："在日常生活当中，国医大师刘志敏老先生调理自己的身体是不是也很有心得？"

刘如秀："是的，他在日常生活中很注意生活保健，所以 94 岁了仍没有什么毛病。他每年还会给自己安排两次运动型体检，会去颐和园爬山，以此来自我检验健康状态。而且，平时一日三餐都是自己做饭，不请保姆，自己洗衣、搞卫生、购物，生活中基本的运动量一直在保持。另外，饮食上以蒸菜为主，不炒菜，少油少盐，水果喜欢吃温性的苹果。"

主持人："接下来分享一个刘志敏老先生研究多年的迟脉症经典方——通阳活血方。方子中具体有哪些药材呢？"

刘如秀："有黄芪、人参、附子、田三七、生地黄。其中，黄芪是君药，主要是补肾、温肾阳；人参辅助黄芪发挥合力，能补阳气、补心气；附子是臣药，能温通补阳；田三七能活血不破血，这里主要是辅助附子通阳活血；最后生地黄是佐药，主要是滋阴润燥。"

主持人："注意用法用量严谨，遵医嘱使用。"

刘如秀："如果患者有出现心脏骤停、眩晕等症状，还是要及时就医做检查，遵医嘱预防和治疗。"

🥄 疗护指南

1. 迟脉症的常见症状

· 乏力、懒得动。

· 眩晕、呕吐。

· 一过性黑蒙。

· 心慌、心绞痛。

· 胸闷、憋气。

2. 国医大师护心美食对症推荐

脾肾阳虚者	心脾阳虚者
症状： 全身虚肿怕冷，腰酸食少，舌质胖淡，苔薄白腻，脉迟沉	症状： 心慌心悸，面色苍白，头晕，失眠，食欲不振，舌质淡，脉迟细
推荐食谱： 米酒核桃饮（米酒可温阳散寒；核桃可温补肾阳，润肠通便）	推荐食谱： 椰肉糯米饭（椰肉可健脾补虚；糯米可温阳补虚）
做法： 将核桃仁捣碎后放到锅中，倒入米酒调匀，之后用文火煮 10 分钟左右即可	做法： 提前将糯米泡好，椰肉切小块，将食材拌匀后一起下锅，蒸熟即可

3. 迟脉症的生活护理要点

· 老年人不独居，要有人照顾。

· 每日监测心率并记录，定期反馈给医生。

· 不吃生冷、刺激性食物，如冷饮、辣椒、花椒、蒜、芥末等，这些都可能加重胃部负担，刺激迷走神经，增加病情加重的风险。

特殊心绞痛不分年龄、性别，是否有"三高"

名医指导：赵全明（首都医科大学附属北京安贞医院心脏起搏与 CIED 中心主任医师）

　　　　　　刘红旭（首都医科大学附属北京中医医院心血管科主任医师）

　　有一种特殊的心绞痛，它不分年龄、性别，也不管是否有"三高"的基础疾病，任何时间、任何人都可能被它盯上。而这种特殊的心绞痛是最危险、最可怕的，有可能会拉近我们和死亡的距离。这种心绞痛到底是什么？引发它的诱因又有哪些呢？

❀ 名医会诊

　　诊例一：周先生。既往心绞痛病史有 5 年，最近一两年心绞痛发病频率较高，且持续时间变长，长的时候能持续疼 50 分钟。几次发病都是在喝酒后。从来没有做过系统治疗，只服用过复方丹参滴丸。后来，去医院检查发现血管已有重度狭窄一处，中度狭窄两处。在手术中做完造影准备做支架时，注射了硝酸甘油，发现血管狭窄的主要原因是痉挛，狭窄已大多消除，不需要放支架了，通过合理的药物治疗就可以控制病情。

　　诊例二：女性患者，63 岁。血管狭窄，进行血管支架手术，放入了一个支架，患者狭窄率达到 80% 的血管通路被打开，血流顺畅，手术顺利结束。

　　主持人："特殊心绞痛可能覆盖的人群更广泛，而且没有季节性，是这样吗？"

　　赵全明："这种心绞痛 40～70 岁的人都有可能发生，它的发病率能达到 40%～50%。也就是说，每 10 个冠心病患者中有 4 个可能属于这种特殊心绞痛。"

主持人："诊例一中的周先生在做手术时，注入了硝酸甘油。注射它有什么作用呢？"

赵全明："手术中注射了硝酸甘油，目的是缓解冠状动脉痉挛，而且可以鉴别血管狭窄是由痉挛引起还是由固定性狭窄引起的。周先生出现的特殊心绞痛是由血管痉挛引起的，叫作冠状动脉痉挛，这种情况不需要和诊例二中的患者一样放支架。"

主持人："但是这种情况可能比需要放支架更危险，更需要我们注意，是吗？"

赵全明："是的。一般人血管的固定性狭窄、冠状动脉粥样硬化表现为稳定性心绞痛。只有在极少数情况下，斑块破裂才会导致心肌梗死（简称"心梗"）或猝死。而血管痉挛引起的心绞痛受情绪紧张、吸烟、喝酒、天气变化等因素影响，可能随时都会发生。"

主持人："这种痉挛发生在左冠或右冠，在演变过程上会有区别吗？"

赵全明："会有。冠状动脉痉挛发生在左冠或右冠，可能带来不同的危险情况。如果是左侧冠状动脉痉挛，患者的心脏可能会发生室性心动过速、心室颤动，倘若得不到及时救治，有猝死的风险。而像周先生一样是右侧冠状动脉痉挛，则可能会发生心动过缓，三度房室传导阻滞，甚至心脏停止跳动，如果救治不及时，同样可能导致猝死。"

主持人："前面我们说到，心绞痛通常是因为血管狭窄，那是不是血管狭窄不严重，心脏就相对稳定呢？"

刘红旭："不是的，不能单纯依靠血管是否狭窄来判断。心脏是否稳定和斑块状态密切相关，如果斑块的不稳定因素少，就会形成血管的固定性狭窄，这种情况在正常生活中不一定会出现症状，可一旦运动量增加，心肌耗氧量加大，供血跟不上了，就会出现胸疼，但这种疼什么时候发生、程度怎样也是相对稳定的。"

🍲 疗护指南

1. 心绞痛发作时该如何自救

在心绞痛发作的时候，可以舌下含服硝酸甘油，能帮助判断是否是冠状动脉痉挛，同时也能起到舒缓血管壁、解除血管痉挛的急救作用。

如果一次服用没有明显效果，可以 5 分钟后再服用一次来确认判断。但需要注意的是，这属于急救措施，不能作为长期治疗冠状动脉痉挛的治疗方案，规范治疗依旧需要及时就诊。

2. 食疗预防冠状动脉痉挛引发的心绞痛

里脊小炒肉（改良版）

🍴 食材

里脊肉 350 克、莴笋叶 200 克、咸豆豉 10 克、生姜 3 片、料酒 1 小勺、米醋 2 小勺、胡萝卜皮 5 克、香菜根 5 克、大料瓣 2 个、食用油少许、淀粉少许、老抽 1 小勺、鸡蛋 1 个。

🍳 做法

（1）准备 1 勺特别熬制的不加食盐的油（加入胡萝卜皮、香菜根、大料瓣、食用油熬制）。

（2）将里脊肉用淀粉、老抽、蛋液提前腌制好备用。

（3）热锅倒油，将腌制好的里脊肉放入锅内炒，放生姜、料酒去腥，再把咸豆豉碾碎放入锅中调味。

（4）当里脊肉煸得差不多时，放入 2 小勺米醋。九成熟时，再放入切好的莴笋叶，炒至变色即可出锅。

🍳 功效

在这道菜中，里脊肉含有丰富的优质蛋白，脂肪含量相对较低，能促进血管再生，使血管更加健康。咸豆豉富含膳食纤维，可以帮助降低血液中的胆固醇，使血液流动起来更畅通。莴笋叶富含胡萝卜素，可以保护血管的上皮细胞，使血管更有弹性、更健康。

大脑积水了是什么样的

名医指导：武力勇（首都医科大学宣武医院神经内科主任医师）

马驰原（中国人民解放军东部战区总医院神经外科主任医师）

大脑是个循环的"水库"，不仅能积水，而且还能漏水，严重时还会威胁到我们的生命。如果缺少了"水库"的保护，后果不堪设想。那么，什么情况下大脑会积水？什么情况下大脑会漏水？又都有哪些症状提示大脑积水或漏水呢？

❋ 名医会诊

诊例一：赵女士，60多岁。毫无征兆地夜间头疼，从太阳穴开始，然后到整个后脑。疼到吃药都无用的程度，躺下身后疼痛会明显减轻。头疼一周后开始出现耳鸣、脑鸣，两侧听力明显下降，输液没有明显效果。后去医院就诊，从核磁共振的影像判断，是大脑漏水了。

诊例二：丁爷爷，83岁。不久前出现步态不稳、大脑不清楚等类似阿尔茨海默病的症状。一开始以为是阿尔茨海默病，后就医检查确认为脑积水。

诊例三：老年男性患者。车祸造成脑干出血，脑脊液循环被堵住，无法循环。脑脊液越积越多，向外扩张后压迫了大脑，为典型的外伤性脑积水。

主持人："我们的大脑真的会积水吗？"

武力勇："大脑本身就是有水的，不仅会积水，还可能会漏水。大脑里的水是有包容性的，保护我们的大脑不受损伤。大脑里的水叫脑脊液，正常时是清亮无色的液体。"

主持人："大脑里的水是为了保护大脑而存在的，它也会生病吗？"

马驰原："如果我们大脑里的水因为疾病变得浑浊了，这个就是不健康的水。"

主持人："脑脊液是越多越好吗？太多会压迫周围的脑组织吗？"

马驰原："不是的。脑脊液不能多也不能少，大概 150 毫升即可。如果过多就会造成吸收障碍，使整个颅脑的神经受到压迫，也会有致命和致残的危险，像诊例三中就是这种情况。"

主持人："水不能多也不能少。积水太多很危险，那如果大脑漏水了会怎样？"

武力勇："诊例一中赵女士的病情就属于这种情况。通过核磁共振检查可以看到她大脑里的脑脊液漏了，然后大脑整体往下走，听神经受到了牵拉，所以才会出现耳鸣，导致听力受损。而且她的脑膜也变薄了。"

主持人："那让大脑漏水的原因是什么呢？"

武力勇："我们的大脑一天会产生 400～500 毫升水，然后水会从大脑向周围循环，沿着大脑向下到脊髓，直到腰椎，最后再通过大脑吸收掉，这是正常的脑脊液循环。但是，如果脑脊液在循环过程中的某一段出问题了，比方说循环到腰椎或者颈椎的时候漏了，再也回不到大脑里了，大脑里就没有周围的水包绕保护，这就会很危险，医学上将这种情形称为脑漏水。"

主持人："我们再看诊例二中丁爷爷的病例，一开始差点以为是认知障碍的阿尔茨海默病。那么，我们如何区分脑积水和其他脑病呢？"

马驰原："脑积水的一些症状和阿尔茨海默病、帕金森病容易混淆。大家记住，如果同时出现了尿失禁、认知障碍和行走障碍、刹不住车、容易撞墙等症状，可能就是我们所说的可逆转的、可治愈的脑积水，这就是大脑里水变多了的情况。"

脑漏水的典型症状	脑积水的典型症状
体位改变时头痛，尤其是站立时疼	头痛、下肢无力、起步或步态站立不稳
看东西重影	走路缓慢、尿失禁、共济失调、反应迟钝
双侧听力减退	进行性自主语言躯体活动减少

🥣 **疗护指南**

1. 通过步态如何辨别脑积水和帕金森病

·脑积水患者行走障碍表现：起身和落座时因为强烈的不安全感动作缓慢，脚不敢高抬，步子不敢大迈，身体微微弯曲前倾。转身时，分解成小碎步慢慢转过来。

·帕金森病患者行走障碍表现：走路比较快，但难以止步。跌倒风险增加，或者启动很困难，第一步迈出去很艰难。

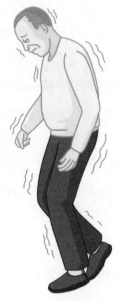

脑积水患者

2. 通过嗅觉状态如何辨别脑积水和阿尔茨海默病

·脑积水患者有认知障碍，但嗅觉是正常的。

·阿尔茨海默病患者有认知障碍，同时嗅觉也会有障碍。

3. 脑积水并发症的日常护理

·食物宜清淡，少食多餐，食物温度不宜过冷、过热。

·若咀嚼吞咽已经受到影响，舌头无法辅助吞咽，就不能将食物送到舌尖，而是要将食物送到舌根的位置，引起吞咽反射，才能完成下咽。

·脑积水伴高脂血症且有动脉硬化的患者，要限制动物脂肪的摄入量。多吃蔬菜、水果等含纤维素多的食物，以防便秘。

被"吃"掉的心脏和自己"长"出来的血管

名医指导：苏丕雄（首都医科大学附属北京朝阳医院心外科主任医师）

　　　　何　青（北京医院心血管内科主任医师）

　　人体内的"战争"是神奇而激烈的。心脏可能会被细菌侵蚀，而血管却有"再生"能力。心脏被细菌侵蚀时，被"吃"掉的往往是心脏的重要部位。和被侵蚀的心脏相比，我们的血管却格外坚强，坚强到遇到病变时，平时不开放的血管会在刺激下开放。如果血管真的可以自己"再生"，那以后还会出现心梗的病症吗？

❀ 名医会诊

　　诊例一： 徐先生，70多岁。2017年11月16日开始出现感冒发热，断断续续吃了近两个月的药，体重下降10多千克，却找不到原因。检查发现 C 反应蛋白比较高，有细菌存在，但不知道在哪里。身体乏力，食欲差。住院后持续高热，血液有反流现象。做核磁共振和血液培养的检查后，终于确诊为感染性心内膜炎。

　　诊例二： 男性患者，60岁，有多年糖尿病史。走路时突然摔倒，发作急性心梗，送医抢救，手术放支架。术后4年又出现了严重的心绞痛，血管病变得更加严重，出现了心衰。在药物治疗基础上进行了促进小血管生成的治疗，几年后小血管长了出来，恢复了正常生活。

　　主持人："看了诊例一中徐先生的病例，发现他的心脏被细菌侵蚀后，身体中的血液竟然发生了反流。那如果我们普通人出现了血液反流的情况，身体会有哪些症状表现呢？"

　　苏丕雄："血液反流引起的主要症状是反复的发热，高热和低热交替，迁延不愈，周期长，像徐先生就持续了很长时间，还有心慌气短、体重减轻，甚至发生心衰的情况。"

主持人："那么，心脏是怎样被细菌侵蚀的呢？"

苏丕雄："细菌从别的地方随着血液流动到了心脏的某个部位，形成细菌团。细菌团粘在心脏上，而且逐渐增大，越来越多，两个变成三个，三个变成四个……随着心脏的跳动，它随着血液又流动到其他的地方，比如到了大脑形成栓塞，就会感觉头疼。"

主持人："细菌'吃'掉心脏的重要部位，不仅会引发心衰、血液反流、脑梗，还可能会累及到身体的多个脏器。那么到底感染的渠道是什么呢？"

苏丕雄："心脏是一个很复杂精细的器官，也是中转站。心脏瓣膜就像门一样，随着心脏的跳动在不断地开和关。如果瓣膜穿孔关不上了，随着心脏的收缩和舒张，血液就会出现反流。"

主持人："感染的渠道在瓣膜，为什么会专门'吃'这儿呢？"

苏丕雄："因为瓣膜这个地方最灵敏。它在不停地运动，本身还有很多结构，它的反褶或者皱褶就会多，也最容易被细菌感染。"

主持人："我们再来看看诊例二。"

何　青："这位患者是发生了心梗，救过来了。心梗也有不同的类型，除了最常见的冠状动脉破裂形成血栓、阻塞后发生猝死，还有一种就是微循环阻塞型心梗，这位患者就属于这种情况。"

主持人："微循环是什么？它又是如何造成心梗的呢？"

何　青："我们的血管有大血管、中血管和小血管，而小血管形成的循环就叫作微循环。微循环给心肌提供营养，能维持正常的心跳，所以如果心梗导致大血管堵住了，就要想办法让小血管们开放，让它们'长'出新的血管，这样才能缓解症状，微循环的形成可以弥补我们大血管的不足。"

主持人："那么，让心脏上的血管'长'出来的这个技术到底叫什么呢？"

何　青："严格地说，这个技术叫体外心脏震波治疗。它是一种超声波，可以穿透水、穿透我们机体的组织，进而到达一定的深度。它主要通过物理作用刺激心肌的微循环形成，让血管的生成因子增加，改善缺血的情况，使患者的微循环得到改善。"

主持人："这样是不是以后就不会再有心梗或心绞痛了呢？"

何　青："这存在一个生长时间和程度的问题。简单来说，小血管的开放也是需要过程的，若开放的速度赶不上梗死的速度，也是不行的。"

疗护指南

1. 感染性心内膜炎的预警信号

感冒、寒战，浑身乏力，不想讲话，不想起床只想睡觉，最重要的是反复高热。如果出现了这些症状，并且找不到具体病因，一定要到心脏专科去做检查。

2. 感染性心内膜炎在生活中被细菌感染的常见途径

· 痔疮。痔疮破溃，会有很多细菌顺着伤口进入体内。

· 剔牙或牙科手术。尤其是牙科手术。

· 静脉注射。风险较小，但不能排除这种可能性。

3. 预防动脉粥样硬化的养生饭

翡翠砂锅饭

食材

鸡腿肉 2 个、糙米 100 克、大米 200 克、茼蒿 100 克、香菇 50 克、芋头 50 克、胡萝卜 50 克、玉米粒 50 克、蚝油 1 小勺、生抽 1 小勺、生姜 5 克、五香粉 3 克、料酒 1 小勺。

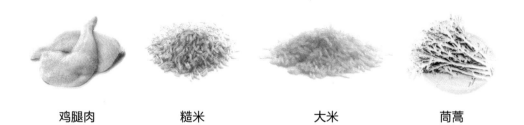

鸡腿肉　　　糙米　　　大米　　　茼蒿

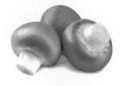
香菇

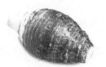
芋头

胡萝卜

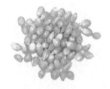
玉米粒

做法

（1）选用糙米和大米（按 1：2 比例）做米饭，糙米要提前浸泡一夜。

（2）生姜擦抹锅底，去除腥味。

（3）将茼蒿的菜汁和米混合倒入锅中，加水（水量以过水面一指节高为宜）。

（4）开大火，搅拌，水开后转小火。

（5）将鸡腿肉切成丁，再切少量香菇丁、芋头丁、胡萝卜丁。

（6）把这些食材用酱汁（蚝油和生抽各 1 小勺、五香粉 3 克）腌制，并混合搅拌均匀。

（7）待锅中的水蒸发到和米齐平时，将备好的各种丁和玉米粒放入，再焖 20 ~ 25 分钟。

（8）出锅之前，再用料酒在砂锅周围淋一圈，味道会更香。

功效

这道饭中，糙米含有丰富的还原型谷胱甘肽，它是保护血管的一种非常重要的还原剂，具有抗氧化作用，对已经有心血管疾病的人群来说，吃糙米可以帮助血管内皮迅速修复。茼蒿里含有特殊挥发性的、精油类的物质和卵磷脂，对于血管有软化作用，同时卵磷脂可以减少动脉硬化斑块的形成，从而预防心脑血管疾病。

大脑最怕：缺氧、缺糖、缺觉

名医指导：黄一宁（北京大学第一医院神经内科主任医师）
郭晓蕙（北京大学第一医院内分泌内科主任医师）

　　大脑最怕"饿"，很多脑病都因此产生。你的大脑健康吗？它有没有正在挨"饿"？大脑一旦被"饿"到，就会发生损伤，出现记忆障碍，甚至危及生命。那么，大脑最怕的这三个"饿"到底是什么呢？我们又该如何保养大脑呢？

❇ 名医会诊

　　诊例一：男性患者，60多岁。血糖偏高，大脑浮肿，肥胖。为了减轻体重，进行了减肥节食，不吃饭、不吃肉，光喝绿豆汤，一个星期后血糖得到控制，但出现了一些精神症状。不认识人了，出门会迷路，还陷入过昏迷。到医院时出现幻觉，意识模糊，检查后发现大脑里长了三个洞。

　　诊例二：杜阿姨，60多岁。既往有糖尿病史十几年，血糖特别低，有时浑身哆嗦，出虚汗，有时又心悸头晕，站不稳，兜里总要装几块糖才能放心出门。后来就很容易感到饿，一饿就吃。可监测血糖时才发现，饿的时候血糖并不低。

　　主持人："人们常说，脑袋越大说明这个人越聪明，真是这样吗？"
　　黄一宁："看看诊例一的患者就知道了。他的大脑就是变大了、浮肿了，然后通过节食，体重下降，但大脑里出现了洞，这就是大脑饿着了，导致人变傻、变笨、变痴呆了。"
　　主持人："说明我们的大脑不能饿着。那么哪些饿是大脑不能忍受的？"
　　黄一宁："我们的大脑不能忍受三种饿。第一种饿就是缺氧。大脑是最需要氧的，大脑的重量只有人体重量的2%，但15%的心脏供血量都是供到大脑里的，所以大脑很怕缺氧。"

主持人："大脑和氧为什么会有这么密切的关系呢？"

黄一宁："因为大脑的神经元活动主要靠氧。如果没有氧，神经元就不能供应能量，脑细胞就会坏掉，哪怕缺氧的时间非常短暂，也会造成脑细胞死亡。血流只要停止供应 5 秒钟，人就会感觉精神不振，头晕；若停止供应 15 秒，人就会晕倒了。"

主持人："大脑的第二种饿是什么？"

黄一宁："第二种饿是缺糖，也就是缺葡萄糖。葡萄糖是大脑最需要、最喜欢'吃'的东西。有的人常年不吃主食或者主食量特别少，大脑就会变笨，会萎缩，最后就容易得阿尔茨海默病。为什么会这样呢？因为我们大脑的能量是通过分解葡萄糖而来。大脑很怕糖的变化，升糖或降糖都很快的时候是最恐怖的。"

主持人："我们怕缺糖，但也要注意，只有良好的饮食习惯才可能完成稳定的糖供应。"

郭晓蕙："是的，从诊例二杜阿姨来看，建议中老年朋友们随时携带便携式的血糖仪，及时监测血糖很有必要。"

主持人："那大脑的第三种饿是什么呢？"

黄一宁："是缺觉。"

主持人："缺觉不是可以补回来吗？"

黄一宁："不能。科学实验表明，长期剥夺睡眠会使神经元的细胞被神经的辅助细胞吃掉。假设有 1000 亿个神经元在大脑里面，如果睡不好，本来保护神经元的辅助细胞就会把神经元给吃掉。大脑就会发生萎缩，造成记忆力下降、痴呆等症状。"

主持人："有的朋友总抱怨一宿没睡好，总做梦了，这样也属于缺觉吗？"

黄一宁："做梦不是坏事。我们知道睡眠有浅睡眠和深睡眠，中间还有一个快速动眼期。大部分人做梦的时候都是在快速动眼期的，但这个快速动眼期实际上是神经元修复的过程，是一件好事。没有快速动眼期的人，他的记忆损失是最多的。"

🌿 疗护指南

1. 食物的升糖快慢属性

升糖快的食物	升糖慢的食物
米饭、馒头、面条、白砂糖、南瓜	杂粮，荞麦、面包、肉类、黄豆

升糖慢的食物要经过肠道慢慢消化才会转化成葡萄糖，需要较长的时间，所以能温和缓慢地升血糖，相对较安全。

2. 避免大脑缺氧的方法

·保证睡眠。长期失眠，睡不好觉，或者记忆障碍，是大脑轻度缺氧的表现。

·戒烟。抽烟时血流增快，长期抽烟的人肺泡会变厚，氧气交换困难，进入不到血液里。

·避免中风。中风是大脑缺氧的表现，血管堵塞或破损会造成局部脑组织的缺氧。

3. 防止阿尔茨海默病的手指操

两手掌撑开，右手握拳（大拇指包裹在手掌里），左手除大拇指外的其余四指握拳，大拇指向外展开。同时打开双手，再左右交换操作握拳姿势。以此反复数组。

如果可以轻松操作，双手协调，说明左右大脑协调，常做此手指操可以有效防止阿尔茨海默病。另外，如果是心脑血管患者，大脑已经有一定功能损害的时候，常做此操也可以促进恢复。

是谁的脑袋里钻进去了"盗血贼"

名医指导： 王　硕（首都医科大学附属北京天坛医院神经外科学中心主任医师）

陈晓霖（首都医科大学附属北京天坛医院神经外科学中心主任医师）

一位濒临死亡的患者已经出现脑出血、深度昏迷、瞳孔放大的症状，这既是"死神"招手的时刻，也可能是发生奇迹的时刻。之所以会出现这样纠结的情形，因为大脑里的"盗血贼"正静悄悄"使坏"，它可以出现在任何人身上，如果不能及时发现，超过 50% 可能性会发生脑出血，另外近 50% 即使没有脑出血，也有可能对大脑造成不可逆的损伤，这究竟是一种怎样的可怕疾病？

❈ 名医会诊

诊例一： 2019 年 1 月，14 岁的小患者在学校打篮球时突然晕倒，醒来后已经无知觉，丧失了语言能力。诊断发现脑出血，深度昏迷，瞳孔放大，是濒临死亡的危急状态。为了抢时间，没做检查直接手术。确诊为脑血管畸形。手术历经 8 小时。手术一个月后已经能自己走路，6 个月后恢复了语言能力，一年后，运动能力也全面恢复。

诊例二： 男性患者，70 岁。十几年前确诊为脑血管畸形，一开始严格遵医嘱，尽量避免生活中的危险因素。后来，精神上放松警惕，开始抽烟、喝酒，生活习惯越发不健康。一天，他在酒桌上突然昏迷，发生脑出血。

主持人："看诊例一中 14 岁孩子的惊险抢救过程，不禁在想，为什么这么小的孩子会发生致命的脑出血？其背后真正的元凶是什么呢？"

王　硕："这个孩子属于脑血管畸形引起的脑出血。当时孩子的情况十分危急，手术要争分夺秒。我们在复合手术室利用现在国际上最新的、最先进的手术方法把瘀血清了出来。"

主持人："为什么这么小的孩子会得这样的病？这个病的发病原理是什么？"

王　硕："脑血管畸形属于先天性疾病，基本不受年龄的限制。我们的大脑里都有动脉和静脉，它们之间是不直接沟通的，要经过中间的毛细血管床。动脉有压力，静脉基本没有压力，毛细血管床就相当于一个减压装置。如果毛细血管床这个减压器没变压器了，这个动脉血压会直接到静脉，就有可能在一些特殊因素刺激下，造成静脉血管的破裂出血。"

主持人："我们一起来看看这个'盗血贼'（脑血管畸形）的真面目（如下图所示）。"

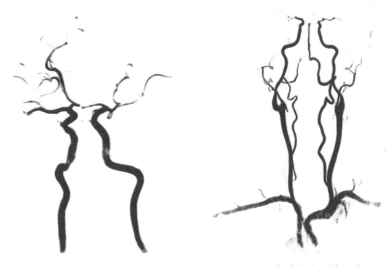

正常的脑血管示意图　　　　　　　　　畸形的脑血管示意图

王　硕："正常的血液流动过程是从动脉经过网状的毛细血管床到达静脉，而血管畸形之后，血液会不经过减压过程，从畸形的血管流走一部分，导致毛细血管床得不到有营养的血液，从而为静脉血管破裂埋下隐患。"

主持人："为了避免发病，这类遗传人群是不是在生活中要格外小心？"

陈晓霖："诊例二就是确诊后非常注意规避的例子。其实因为刚开始的几年他十分小心，所以一直没有什么事。但他后来放松了警惕，以致在酒桌上发病了。由此可见，规避危险因子固然重要，持之以恒才是最难做到的。"

🌱 **疗护指南**

1. 脑血管畸形的蛛丝马迹

脑血管畸形是脑血管先天性、非肿瘤性发育异常，是指脑血管发育障碍而引起的脑局部血管数量和结构异常，并对正常脑血流产生影响。其破裂出血主要表现为脑内出血或血肿。因为脑血管畸形属于先天性疾病，所以在预防上难度很大，但还是有一些蛛丝马迹可寻的，比如大脑变笨了（语言判断能力差，记忆力下降）、变弱了（走路跑偏，一侧面部麻木，视力不好，眼前模糊）、癫痫（如果是脑血管畸形，有 40% 的可能性发作癫痫）。

以上这些都是在提示脑功能开始缺失，因此需要到医院做核磁共振检查来诊断是否属于脑血管畸形。

2. 引发静脉血管破裂的刺激因素

生活中比较常见的诱因有 5 个——情绪激动、大便用力、剧烈运动、熬夜、饮酒。

这些看起来很普通的事情，在脑血管畸形患者的生活中就是引爆装置一般的存在。

3. 脑血管畸形患者的日常自我管理

· 饮食要清淡、易于消化，保持水和电解质平衡。

· 便秘患者切忌用力排便，可遵医嘱选择缓泻药。

· 高血压患者要保持低钠饮食。

· 运动上没有禁忌证，但要避免过度疲劳和高强度的体力劳动。

· 戒烟、酒，保证充足睡眠，避免情绪激动。

多喝水，有时也能救人一命

名医指导： 宋　青（中国人民解放军总医院重症医学科主任医师）

付振虹（中国人民解放军总医院高血压病科主任医师）

付振虹（中国人民解放军总医院派驻第一医学中心内科主任医师）

在心梗患者中，有这样一个更为特殊的群体。他们常常会不经意间触碰到 3 个危险的机关，造成致命的后果。他们的发病率比一般心梗患者更高，而存活率却更低。这个群体的发病有哪些特殊的表现呢？生活中又要如何做才能避免病情的发展呢？

🌼 名医会诊

诊例： 王叔叔。从晚上开始呕吐，半夜开始胳膊麻，由 120 急救送入院，在办理住院的过程中，突发心梗，出现心跳、呼吸暂停。除颤后恢复了生命体征，但不能自主呼吸，带着呼吸机开始手术。术后依旧昏迷，由重症看护，几次从死神手里挣脱，可谓是劫后余生。

主持人："诊例中王叔叔的病情当时是什么状况？"

宋　青："通过冠状动脉造影检查，发现他的心脏大面积堵塞，心、脑、肺、肾主要器官都没有血液灌注了，处于一个非常危急的状况中，属于特殊心梗，能救过来真的是奇迹。"

主持人："王叔叔这类患者属于特殊的心梗危险群体，那这类患者在发作时，有什么特点？"

付振虹："首先，起病特别急。其次，病情危重。刚才宋主任也讲到了，非常的危重。最后，死亡率都明显高于常规的心梗人群，预后较差。"

主持人："为什么会如此危重，导致他心梗的原因是什么？"

付振虹："触发心梗的第一个机关是'热'。温度高了，出汗多，对于有心脑血管疾病的中老年人来说要注意补水。如果缺水，血液黏稠度上升，红细胞和血小板会粘在一起，这时血液流动很缓慢，就可能会触发心梗。"

主持人："触发心梗的第二个机关是'温差'。"

付振虹："前面我们说的特殊心梗危险群体，就是像候鸟一样生活的人，称为候鸟人。冬天到南方去，夏天了就回到北方。这样生活环境温度的变化就是一个问题。北方是0℃左右，而到三亚的时候接近30℃，温差很大。对于有心脑血管病的人来说，大幅度的温度变化就会激活体内的炎症因子。炎症因子被激活之后，血管内的斑块就不稳定了。"

主持人："这个温差有没有一个标准？"

付振虹："如果昼夜温差在9.4℃以上，那么有心脑血管疾病的患者，包括王叔叔这种情况，都可能会感到明显的不适。如果出现胸闷，说明可能已经出现心肌缺血、血管堵塞的问题了。"

主持人："触发心梗的第三个机关是'夜间高血压'。"

薛 浩："夜间血压增高也是导致心脑血管疾病发生的一个重要的危险因素。夜间安全的平均血压是120/70mmHg。"

主持人："夜间高血压对心血管疾病的风险有多大？"

薛 浩："血压每升高10mmHg，心血管疾病患者死亡的风险就提高60%。"

主持人："那什么样的患者更容易发生夜间高血压呢？"

薛 浩："第一，肥胖的患者；第二，夜间打鼾的患者；第三，高血压病史比较长且有并发症的患者。这三种人都有可能会存在夜间高血压的情况。想知道自己有没有夜间高血压，我们要早晚测量血压或者进行24小时动态血压监测。如果清晨的血压升高或者是睡前的血压升高，那么提示就会有夜间高血压。"

疗护指南

1. 身体缺水时，由轻到重的表现依次是

口渴 ▸ 尿黄 ▸ 便秘 ▸ 头晕 ▸ 黑蒙 ▸ 疲乏 ▸ 心悸 ▸ 痉挛 ▸ 休克 ▸

2. 中老年人夏季补水要领

· 不要等口渴了再补水。夏天当你出汗的时候，就要有意识地稍微多补一点。

· 不要光大量地补充白开水，要稍微有一点盐分。因为在出汗时，流失的电解质是以钠、钾为主，所以说不能单纯喝白开水。

· 夏天出汗多的时候，饮食上要吃得稍微咸一点，特别是要吃一些水分大的水果，比如橘子和香蕉。

3. 心脏功能自查法——6分钟步行

· 具体操作方法：在路上，首先标测出地面距离，然后在体能耐受的前提下尽量快步走，以此来记录你在6分钟之内能走多远的距离。

· 如果在走的过程中出现胸闷、憋气或者头晕的症状，说明心脏明显缺血，提示心脏功能降低，或者可能合并一些心脏基础疾病，建议及早到医院去咨询并做进一步的检查。

> **温馨提醒** 正常情况下,快步走6分钟距离应该超过400米。

当心血栓和你来个"秋后算账"

名医指导：**叶志东**（中日友好医院心脏血管外科主任医师）

　　　　　王　磊（北京协和医院血管外科护士长）

　　久坐族和上了年纪的中老年朋友，你们是否有过腿胀、浮肿的经历？这种感觉发生的时候是否认真对待过？在生活中，动脉血栓很受关注，但静脉血栓却极少被关注。当血液在深静脉内凝结，引发下肢静脉回流障碍的时候，静脉血栓就发生了。血栓形成后，大部分人生活行动会越来越不方便，痛感越发强烈，还有一些人可能会发生并发症。为何它如此难缠？我们又应该怎样应对它呢？

❀ 名医会诊

　　诊例一：李叔叔，68 岁。受静脉血栓困扰 20 多年，后来在爬山时，腿根本不受控制无法下山，晚上腿疼得睡不着。之后就医确诊，是严重的左下肢静脉血栓。

　　诊例二：老年男性患者。既往有 3 次静脉血栓发病史，其中一次复发，血栓脱落随血流通过下腔静脉到右心房、右心室，最后到达肺动脉，引起大面积的肺动脉栓塞，险些猝死。

　　主持人："诊例一中李叔叔的疾病信号为什么不明显，时好时坏的呢？"

　　叶志东："他属于静脉血栓疾病，和动脉血栓一样，也是高发病、常见病，平时好像一会儿好一会儿坏，但要命的时候一样会致死。"

　　主持人："提醒大家，静脉血栓也可能会致命。"

　　叶志东："因为静脉血管疾病时好时坏的症状表现，所以很容易被人忽略，从而延误治疗。"

　　主持人："具体到李叔叔的情况是怎样的呢？"

叶志东："李叔叔是一条腿髂静脉闭塞。有大量的侧支循环通过髂内和盆腔的静脉回到下腔静脉。"

主持人："为什么会有大量的侧支循环呢？"

叶志东："这是人体的保护机制。在平时主干道脉通畅时，它是不开放的。当形成了急性的血栓或堵塞时，比如李叔叔这种情况，左侧腿的血液回不到心脏，它就新建立一部分侧支循环，帮助梗阻部分下肢的血回到心脏，但是还不够用，因为侧支循环相对比较细，没有主干道通畅，所以左腿的血回流不畅，因此出现了这种症状。"

主持人："明白了，所以表现为时好时坏。"

叶志东："如果拖延不管，总体病态趋势只会越来越重。"

主持人："如果不治疗会有什么样的后果呢？"

叶志东："腿部会溃烂，走路也会疼，是非常痛苦的。严重时有生命危险。"

主持人："那这种病会复发吗？生活中又有哪些需要注意的地方呢？"

叶志东："如果不加注意是有可能复发的，比如诊例二的情况。这里需要大家注意，对已存在深静脉血栓的患者来说，热敷和泡脚反而是起坏作用的，因为在热力的作用下，静脉也会扩张，对于新发的深静脉血栓，可能会增加脱落形成肺栓塞的风险。"

主持人："看来晚上泡脚的习惯并不适合所有人。"

王　磊："是的，因为这时下肢的静脉血本身的回流就已经受到了血栓的影响，大量地堵在肢体。热力作用促进了动脉血循环，但静脉血的回流有阻碍，这样静脉血瘀滞愈发厉害，症状也会随之加重。"

☙ *疗护指南*

1. 静脉血栓导致身体出现的 3 个变化

（1）具有一过性。时间在一周左右，比如感觉腿部肿胀，但三五天后会缓解。

（2）非对称性腿肿。左腿的发病率远高于右腿，小腿症状重，大腿相对较轻。

（3）皮肤瘙痒。一般来说以单侧下肢、小腿痒为主，皮肤色素沉着，色素严重的情况下皮肤会溃烂。严重时，溃疡阶段肉芽都在流脓、流血。

2. 促成静脉血栓形成的 3 个"引爆点"

（1）血流瘀滞。因为它位置的特殊性、叠加性，所以这个地方血流瘀滞，相对比较缓慢。

（2）血管损伤。如果这个动脉与静脉贴得很近，动脉不停地跳动，这对静脉是一个长期刺激，会导致这一部分的静脉壁增厚。静脉壁增厚以后，静脉壁会损伤，容易形成血栓。

（3）血液高凝状态。最常见的就是肿瘤患者，肿瘤处于高凝状态，年龄大的患者往往血液也是高凝状态。

3. 静脉血栓的日常护理

·避免久坐。

·购买两双弹力袜，交替使用。

注意：正确地清洗和保养弹力袜才可能发挥它的保健作用。推荐使用中性洗涤剂（洗丝绸类衣物的）清洗弹力袜。尽量不要使劲揉搓，因为袜子的压力梯度不一样，过度地清洗会降低压力效果。同时，不能在穿弹力袜的时候跷二郎腿。

第二章

陈年老毛病，
需用经典方

长期失眠可不是小事儿

名医指导： 程　凯（北京中医药大学教授、程氏针灸第四代传人）

王　健（中国中医科学院首席特聘研究员、主任）

　　根据世界卫生组织对 14 个国家 15 个地区的 2 万多名就诊患者进行的调查发现，有 27% 的人被失眠困扰，长期夜不能寐。失眠在我国的发病率为 30% 以上，而且中老年人发病率更高。为什么会有这么多人受失眠的困扰？其实主要是没有做到对症治疗。那长期失眠的原因到底是什么？怎样才能彻底治愈呢？

❀ 名医会诊

　　诊例一： 张阿姨，50 多岁。前半夜睡不着，后半夜入睡后不到凌晨四点就醒。第二天感觉整个人迷糊，身体乏力。这种情况持续了好几个月，后来发现是心火过旺引起的失眠。

　　诊例二： 陈阿姨，63 岁。常年睡不好觉，胆小心慌，怕住空间大的卧室，常感觉疲惫，家务都做不了。心脏状态不好，血糖偏高。因为常年睡不好，所以有些神经衰弱，此外还有便秘、口干舌燥、脾气也越来越大的症状。

　　主持人："像诊例一中张阿姨这种失眠现象很常见，到底是什么原因引起的呢？"

　　程　凯："我们可以用水代表身体里的阴，用瓶子代表身体里的阳。正常情况下，晚上时阳要潜到阴里去，也就是水瓶会沉底，人开始逐渐进入深度睡眠的状态。但如果每天思考一件事情，一直想着这件事，心火就会旺盛，阳就变多。我们换一个大一点的瓶子来代表变多的阳，瓶子大了但水量不变，放下去后这个瓶子就会浮在水面，装不进去那么多水。瓶子浮在水面上代表睡眠都是浮着的，没有深度睡眠，稍有动静就醒，睡眠质量非常差。张阿姨就是这种情况。"

主持人："所以说失眠的原因是心里焦虑，总想着事情？"

程　凯："失眠的常见原因有很多，有一种是想出来的失眠，这种失眠表现为入睡困难，是思虑过度、心火旺盛，从而阳不入阴导致的。"

主持人："那么中老年人长期失眠会有什么危害呢？"

程　凯："如果总不能够进入深度睡眠，那么白天的精力就会受到影响。黑白颠倒的状况会使身体器官经常处于紊乱的状态。那么和内分泌系统相关的一些疾病，比如血糖、血脂的控制也会紊乱，抵抗力会下降。"

主持人："除了想出来的失眠，还有哪些原因呢？"

程　凯："还有气出来的失眠。临床发现，很多人自己闷着气，时间长了就会失眠。人体要想通畅，关键在肝。肝气不舒，郁而生热，而且这个肝的特点是什么呢？肝火旺盛，就会带着心火焦虑，于是人就会出现头晕、多梦、烦躁的症状。"

主持人："还有其他引起失眠的原因吗？"

程　凯："还有胃不安反酸等引起的失眠。吃得过多时，就会让胃里产生更多的气，这个气就会有气压的顶，如果气顶得过多，就会刺激引起胃神经丛的过度兴奋，最终导致睡眠的问题。"

主持人："看来古人说的'胃不和则卧不安'是有道理的。还有哪些原因会让我们睡不好呢？"

王　健："心胆气虚的人也会发生失眠。"

主持人："胆气虚指的是胆子小吗？"

王　健："有的和性格有关。心主神明，胆主决断，所以心胆气虚的患者多半是由于过去受过惊吓或者天生胆小。这类患者很难入睡，睡着的时候还容易惊醒，这是一种虚证。"

主持人："那心胆气虚的患者有哪些症状呢？"

王　健："就像诊例二中陈阿姨的表现那样，心胆气虚的人可能会出现不寐多梦、易于惊醒、倦怠、小便清长，或者形体消瘦、面色黄白、头晕目眩、舌质淡、苔薄白等症状。"

主持人："这种类型的失眠，我们可以怎么调节呢？"

王　健："可以通过针刺穴位或中药方剂代茶饮来调节。"

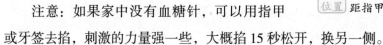 **疗护指南**

1. 针刺中冲穴治疗思虑过度引发的失眠

具体操作方法:

（1）用测血糖的弹针式采血针，在中指顶端的中冲穴上扎一下。

（2）手掌打开，自然下垂，血自然流出两三滴即可，再用干棉球和创可贴清理一下。

注意:此方法一天操作一次，左右手交替操作，一周左右即可有效缓解失眠症状。

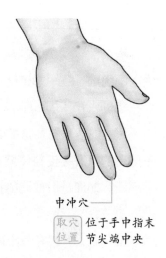

中冲穴

取穴位置 位于手中指末节尖端中央

2. 针刺关冲穴治疗肝火旺引发的失眠

具体操作方法:

（1）用测血糖的弹针式采血针，在无名指上靠近小指一侧的关冲穴上扎一下。

（2）手掌打开，自然下垂，血自然流出两三滴即可，再用干棉球和创可贴清理一下。

注意:如果家中没有血糖针，可以用指甲或牙签去掐，刺激的力量强一些，大概掐15秒松开，换另一侧。

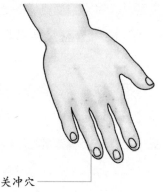

关冲穴

取穴位置 位于手无名指末节尺侧，距指甲角0.1寸处

3. 心胆气虚型失眠代茶饮调理方

补血安神宁心茶

茶方

龙眼肉10克、浮小麦10克、酸枣仁10克。

功效

龙眼肉能温通心阳，浮小麦能养心安神，酸枣仁能养血安神。

名医叮嘱

此方饮用半个月即可见效。脾胃虚寒、长期腹泻的人不适合此方。

按摩只管用一天，复发就在第二天

名医指导：张洪美（中国中医科学院望京医院骨关节一科主任医师）
刘亚军（北京积水潭医院脊柱外科主任医师）

随着手机、电脑应用的广泛，中老年人也有不少成为"低头族"。中老年休闲生活中，刷视频和追剧也开始增多。正因为如此，中老年人的颈椎、腰椎也不得不迎接新的挑战，不少人因此加重了病情。颈腰椎疾病发生的时候会有哪些征兆？应该如何预防退行性病变造成的身体损伤？中老年人应该如何做才能真正保护好肩颈和脊椎呢？

❈ 名医会诊

诊例一： 女性患者，54 岁。普通坐姿状态下几分钟就出现腰部不适，晚上睡觉时要垫着枕头。肩膀根本抬不起来，一抬就撕裂般疼。按摩治疗也只在当天有效，第二天又开始疼痛，甚至还会加重病情。

诊例二： 男性患者，38 岁。精神状态差，整个人昏昏沉沉，老想躺着，但是躺着又睡不着。和别人一起走路的时候，走着走着就往人身上撞。一开始怀疑是高血压，后来确诊是颈椎的问题。

主持人："张主任，您看诊例一中这位女性患者肩膀的疼痛状态，是不是我们常说的'五十肩'，也就是肩周炎呀？"

张洪美："很多患者的肩膀一疼，就认为自己是肩周炎，然后就去锻炼，想去把肩膀撑开，甚至去做按摩，想要缓解，其实这些做法都是不对的。锻炼、按摩后症状反而会加重，这种情况往往属于肩袖撕裂，不是肩周炎。像这位女性患者，不对症的治疗只会让肩膀的损伤越来越重。我们可以这样区分肩周炎和肩袖撕裂。"

肩周炎	肩袖撕裂
肩膀前后多部位发生软组织粘连性疼痛 有抻不开的感觉 自己无法活动肩膀	主要集中在肩峰部位疼痛，越活动越疼 按摩等会加重疼痛 自己不能活动，抬肩时感觉无力

主持人："如果确定是肩袖撕裂，要如何应对呢？"

张洪美："肩袖撕裂必须要去医院让专业医生处理，自己在家按摩应对是解决不了的，可能还会越来越严重。"

主持人："除了肩部健康，颈椎病的发病率也越来越高了。如果长时间低头，我们的脖子是怎样的状态呢？"

张洪美："脖子弯曲的时候，周围的肌肉在起保护作用。如果长时间弯曲，肌肉就会过度疲劳，出现僵直状态，会发生抽筋。脖子是由一个一个的小骨头连接起来的，它连接的部分会承受很大的压力，时间长了，这些连接部分就容易损坏。"

主持人："原来如此。看诊例二中这位患者的情况好像有点不太一样。他总晕乎乎的想睡，但又睡不着。颈椎不好会表现为爱睡觉但睡不着吗？"

刘亚军："在正常的颈椎中，第二节叫作枢椎，像点头、摇头这样的动作，是这一节在起主要作用。它有一个齿状突，就像门轴一样。而这位患者的这一节中的齿状突发育异常，颈椎就不稳当，晃来晃去，体现在身体上就是一个慢性的进展。颈椎越来越不稳定，人老是感觉晕乎乎的，不舒服。"

主持人："好多疾病都可能导致头晕，它们与因为颈椎病引发的头晕有什么不同？我们应该怎么区分判断呢？"

刘亚军："主要区别在于颈椎病的头晕不常以单独的头晕症状出现，往往都有综合的症状表现，常伴随着手麻、走路跑偏或者颈部肌肉紧张的状态等。"

☙ **疗护指南**

1. 守护颈椎的毛巾操，一起做起来

具体操作方法：把毛巾卷成长条，抓住两端；双手各拉住毛巾两端从后脑勺高度向上缓慢上升、发力；同时在此过程中配合呼吸（向上时呼气，向下时吸气）；上升到最高点后，再缓慢向下，感受肩颈部位肌肉的力量；依次上下往返，10次为一组。

2. 保护骨骼，强健肌肉的食疗方

纸皮椒烧豆皮

☸ **食材**

鸡肉200克、豆皮200克、纸皮椒300克、生姜5克、大蒜5克、虾皮100克、老抽1小勺、蚝油1小勺、料酒1小勺、五香粉3克、食用油少许。

☸ **做法**

（1）备好鸡肉和虾皮熬制的高汤；将豆皮用油炸一下，再用温水泡软备用；纸皮椒洗净，切成较大块状。

（2）锅烧热后倒油，加入生姜和大蒜煸香；把高汤倒进来，再倒入蚝油调味，然后放入一点点料酒、老抽、五香粉提香；豆皮下锅，炒熟即可出锅食用。

☸ **功效**

这道菜里，豆皮的蛋白质含量达到54%，钙含量和牛奶相当。纸皮椒富含维生素C，可以有效促进肠道的营养吸收。

身高变矮是因为骨头被"吃"掉了

名医指导：秦晓新（首都医科大学附属北京朝阳医院石景山院区肾内科副主任医师）

李　健（首都医科大学附属北京朝阳医院石景山院区骨科主任医师）

一提到骨头，大家的第一反应就是骨质疏松。很多老年人觉得这是一种慢性病，没有什么要紧。事实上，骨质疏松可能预示着一些意想不到的急病和重病。有统计资料显示，骨质疏松导致的一些疾病，如果不及时医治，5 年内死亡率可能会达到 40%。那么，究竟哪些危重疾病跟骨质疏松有关呢？我们又该如何由骨预知自己肾脏的问题呢？

❀ 名医会诊

诊例一：李阿姨，50 多岁。身高由 168 厘米缩短到 155 厘米，短短两年间身高就缩短了 13 厘米，一开始身高缩短时没有在意，后来就诊发现，身高缩短只是表象，原来是脏器出现了问题，发生了肾功能衰竭。

诊例二：申奶奶，70 多岁。腰疼难忍，只能靠止疼药度日。后实在无法忍受疼痛而就医，发现脊柱已经发生变形，最终确诊为老年性骨质疏松引起的椎体压缩性骨折。

主持人："秦主任，您来为大家解读一下诊例一中李阿姨的病情吧。"

秦晓新："这种疾病发展到后期，有一部分患者会出现明显的骨质疏松，然后出现身高的急剧缩短，最高能到 20 ~ 30 厘米，这位阿姨缩短了 13 厘米，还算短的。"

主持人："这是因为骨质疏松吗？还是其他什么原因？"

秦晓新："这种疾病不仅仅是因为骨质疏松。这种急剧的变矮说明关节也发生了变化。根据国际流行病的调查研究发现，在绝经后患骨质疏松的这一类患者当中，有 20%～30% 的患者会有慢性肾病，所以出现骨质疏松的时候，还要想到除了年龄的因素，肾脏是不是也出现了问题。"

主持人："肾脏怎么会和身高有关呢？"

秦晓新："这要从血液中的钙说起。如果血液中的钙含量过低，骨质就会出现问题。人体骨头中的钙占 99%，血液中的钙只占 1%，但是这 1% 的钙具备重要的调节作用，不可或缺。血液中的钙降低后，骨头的钙就顺着流入血液里了。骨头中钙元素丧失，就会出现骨质疏松。"

主持人："好的。我们再来看一下诊例二中申奶奶的病症。"

李　健："申阿姨这种属于'隐性骨折'（如右下图所示）。她的脊椎骨被压扁了，但是因为不是很疼，所以没有重视，以致驼背加重了。这种情况在医学上叫作背柱后突，背柱后突的结果就是可能会挤压到前面的器官，最直接影响的就是胸腔里的心脏和肺，表现为气短、呼吸不畅，有的还会引起腹胀、腹痛等消化道症状，再严重的会感觉到肢体麻木、疼痛，甚至瘫痪。"

主持人："申奶奶最后确诊为老年性骨质疏松引起的椎体压缩性骨折，这种骨折危险吗？"

李　健："这种骨折的发病比较隐秘，也许是一个小小的外力，比如洗个衣服甚至打个喷嚏，都可能会引起这种情况，所以还是有一定危险的。"

主持人：那这种情况下的疼痛有哪些特点呢？"

李　健："这个椎体压缩性骨折的疼痛往往是变换体位疼，就是一动会感觉到疼痛，平时不动时感觉疼痛很轻微或感觉不到疼，所以容易被忽略。"

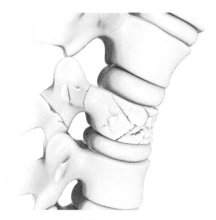

隐性骨折示意图

🥣 **疗护指南**

1. 钙的推荐补充剂量

正常成年人	我国老年人	需额外补充元素
摄入量约为 800 毫克 / 天	摄入量约为 400 毫克 / 天	摄入量为 500 ~ 600 毫克 / 天

2. 慢性肾病的骨质疏松患者初期症状

主要症状是贫血，面色差。

贫血是因为肾部病变造成了代谢障碍，血红蛋白变少了，就出现了贫血的症状。

3. 预防骨质疏松——钙吸收的正确方法

早上喝牛奶比晚上喝牛奶更健康。因为晚上喝牛奶，不会更有助于睡眠，还会增加血液黏稠度，容易诱发心脑血管疾病。

4. 运动预防骨质疏松的具体方法

确保每日健步走 8 000 ~ 10 000 步。

每周做 2 ~ 3 次阻力运动来保持肌肉的弹力性，比如选择轻哑铃、弹力绳等。

长期偏头痛会发展成中风吗

名医指导：黄一宁（北京大学第一医院神经内科主任医师）

　　　　　余力生（北京大学人民医院耳鼻咽喉头颈外喉主任医师）

　　近年来，我国偏头痛的发病率有所上升，这种慢性神经血管性疾病人群患病率已高达 5%～10%。随着休闲方式的改变，中老年人日常看手机的时间明显增加，这有可能诱发严重的偏头痛，中老年人患者比例也逐步加大。偏头痛如何治疗呢？它与致命性的头痛有何不同？长期偏头痛是否会发展成中风？

❈ 名医会诊

　　诊例：鲍阿姨，十几年前有过偏头痛史，一直没有服药，近期突发爆炸式头痛，手脚无力。后经确诊为中风型头痛。

　　主持人："您能给我们讲一下诊例中这种危险头痛的痛是什么级别吗？"

　　黄一宁："患者常常这样形容，这种疼痛是一辈子都没有感受过的头痛。来看病的时候疼到抱着头不敢动，遇到这种情况我们就需要警惕了，因为这种中风发作过程中的死亡率高达 50%。"

　　主持人："这种危险的头痛是因为受到什么刺激了吗？"

　　余力生："我们以偏头痛中最常见的前庭性偏头痛为例，能引发这种偏头痛的生活诱因主要是 4 个刺激：视觉刺激、动手刺激、多话刺激、吃兴奋性食物刺激，所以生活中我们需要格外注意。"

　　主持人："视觉刺激具体来说是什么，指亮光吗？"

　　余力生："视觉信号有很强的刺激作用。如果大脑始终处于一种特别兴奋的状态，就可能会出现问题。临床上有很多这样的病例，就是因为看手机看出来的病。在睡眠前，实际上应该让大脑慢慢地'降温'，这样才能睡得好。如果在睡觉前让大脑处于一种特别兴奋的状态，就会出现这两种情况：第一，入睡困难；第二，可能会多梦。"

主持人："之前听说看手机久了视力会受到影响，没想到大脑也会受到影响，最终导致变傻、变呆。"

余力生："人的血量中15%是供给大脑的，这样人才变得更聪明。如果用脑过度，就会出现一些问题，包括偏头痛。大脑里的血量太大了，它一定会产生垃圾。而这个垃圾必须在深睡眠中才能排走，如果不能够进入深睡眠，大脑始终处于一种兴奋的状态，就不利于这些垃圾的排放，那么就可能会提前出现大脑的衰老，引发阿尔茨海默病。"

🌿 疗护指南

1. 长期偏头痛和中风头痛的区别

偏头痛	中风头痛
剧烈眩晕	头痛
单侧偏头痛	喷射状呕吐
有搏动性头痛（一窝一窝地疼）	可能半侧肢体出现问题
活动后痛感加重	意识模糊

注意：长期偏头痛的患者出现脑血管意外（中风）的概率比常人高一倍。

2. 预防偏头痛，管住眼口手

·眼——眼睛少看刺激性的东西，避免强光类照射产生的头痛，少看手机、电视等。

·口——睡前少说话，少碰烟、酒、咖啡、茶、油炸食物等。

·手——减少手部操作，多去户外走一走，可以有效减少大脑负荷。

3. 避免前庭型偏头痛的有效措施

调整生活状态对改善、减轻偏头痛很有作用。减少各种不良的刺激来让大脑平衡，降低大脑的兴奋度，比如少看手机、电脑、电视；少吃零食；少说话；动手要稍微少一点，体育运动要适当。

4. 发生前庭性偏头痛时怎么办

- 立刻停下当前正在做的事情。
- 有轻度头晕时尽快趴下，保持平躺姿势。
- 严重头晕时尽量将身体斜靠起来，避免痛感加剧。

5. 穴位温敷缓解头痛

用一条温毛巾敷在疼痛比较剧烈的太阳穴或前额部位，同时患者闭上眼睛，操作者做叠加向下按压式的揉圈动作，反复 10 分钟左右。

每次敷 1～2 分钟即可达到缓解疼痛的效果。如果仍没有缓解，建议及时就医。

6. 关注生活，防止头痛复发

- 避免情绪激动，保证血压不再飙高。
- 慎服镇痛药。避免因服药导致的大量出汗和低血压。
- 做好保暖。气温每下降 1℃，收缩压升高 1.3mmHg，舒张压升高 0.6mmHg。

7. 头痛发病期的饮食原则

以清淡温软能放松血管的食物为主，比如土豆、芝麻、杏仁等。不吃巧克力和腌制食品，尽量不喝牛奶、碳酸饮料。

一直咳嗽好不了，可能惹着心了

名医指导：沈　宁（北京大学第三医院呼吸与危重症医学科主任医师）
　　　　　程　秦（北京大学第三医院呼吸与危重症医学科主任医师）

　　咳出来的"心病"不是肺炎的咳嗽，而是老年人很常见的一种咳嗽。它时轻时重，如果不加以重视，不仅仅会产生心理问题，还会对心脏产生不可逆转的损害，发生"心病"，这就是老年慢性支气管炎（简称"老慢支"）。日常生活中，我们对老慢支有哪些误解？引起老慢支的病因有哪些？老慢支治疗期间有哪些注意事项？

❀ 名医会诊

　　诊例一：罗先生，80多岁。有老慢支病史，咳嗽十几年，每年冬天病发。直到2018年2月，出现了咳嗽，咳黄黏痰，气喘得厉害，躺不下。自己在家咳嗽了三四天，到了医院，呈昏迷状态，急诊病危。后因治疗得当，脱离生命危险。出院后生活上也比较注意，再无复发。

　　诊例二：农村老年男性，60多岁。既往有老慢支病史，也有多年抽烟史，对自己的咳嗽一直不以为然。因急性加重而就医，上呼吸机治疗后好转出院，医生叮嘱了生活注意事项，包括要定时吃药和吸氧。但因为他没有遵照医嘱，一个月后又病发，急救路上去世。

　　主持人："沈院长，您来解读一下诊例一中罗先生的病例吧。"
　　沈　宁："他到医院的时候已经出现呼吸衰竭和意识丧失的情况。更严重的是，心脏还出现了问题。其实，很多老年患者都会觉得这是老毛病，扛扛就过去了，但实际上真的有扛不过去的，比如诊例二中这位患者就非常遗憾。这种老慢支咳嗽真的可能会危害到生命健康。"

主持人："老慢支总给我们感觉不是很严重的疾病，怎么会威胁到生命呢？"

沈　宁："老慢支很常见，但它是引起慢性阻塞性肺疾病（简称'慢阻肺'）最重要的原因。全国有近 1 亿的病人，其中 40 岁以上的病人，大概平均每 7 个人中就有 1 个人患有这种疾病，所以这是一种发病率和死亡率都很高的疾病。"

主持人："引起老慢支的病因有哪些呢？"

沈　宁："病因除了感染，还有过敏、空气污染等。"

主持人："老慢支很容易与其他疾病比如感冒混淆，容易被忽略。如果有慢性的咳嗽、咳痰、气喘，且每年这种症状超过 3 个月上，连续两年都出现，那就需要引起足够重视了。"

主持人："如何区分老慢支和感冒呢？"

沈　宁："老慢支的咳嗽、咳痰、气喘，这 3 个症状是最突出的，而我们一般意义上的感冒，其实大多数会出现发热、嗓子疼、流鼻涕。另外，老慢支多会反复发作。"

主持人："咳出来的是老慢支，那咳出来的'心病'是什么病呢？"

沈　宁："是肺源性心脏病（简称'肺心病'）。"

主持人："那么老慢支是如何一点点发展成肺心病的？"

程　秦："正常人的肺气管通道畅通，气管壁相对较薄。而老慢支患者的气管壁明显较厚，气道狭窄。随着病情的发展，开始出现气道病变（如右图所示）。"

主持人："这些泡泡是什么呢？"

程　秦："这是肺泡。它其实就像气球一样，随着人的呼吸一张一开。正常情况下，肺是很有弹性的，但老慢支的肺弹性会变差。肺泡出现了继发的气体潴留，出现肺气肿，导致呼吸功能下降。这就是老慢支发展过程中肺的一些变化。"

主持人："如果一直这样，呼吸能力

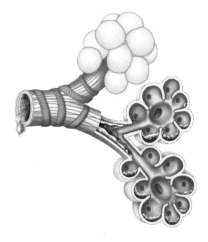

老慢支患者的气管示意图

不断下降，最后岂不是会导致人憋死？"

程　秦："是的。最严重的患者可能会出现呼吸困难、呼吸衰竭的症状，进而威胁生命。"

❧ 疗护指南

1. 关于老慢支的三个常见误区

第一个误区：认为输液见效快。有些患者认为治疗老慢支输液见效快，比口服用药效果好。但事实上，该不该输液治疗要根据病情情况来选择。盲目地选择输液，反而可能没有达到想要的效果，还会出现耐药性，不利于后续治疗。

第二个误区：滥用抗生素。虽然抗生素也是治疗老慢支的一种方式，但抗生素并不是万能的，随便自行使用可能出现适得其反的情况，因此使用抗生素时一定要在医生的指导下进行。

第三个误区：自行加大药量。不管老慢支的问题是否严重，都应该遵从医生的药方，按时按量用药。如果擅自加大药量，非但不能帮助病情尽快恢复，反而加大了药物的不良反应。

2. 肺心病的辨别方法

从老慢支到肺心病有这些症状可寻：下肢肿、腹胀、肝大、食欲不佳、颈部血管明显突出。食指按压足背位置，如果足背有坑，说明出现了肢体远端水肿。

注意：如果患者的水肿发展到了小腿，用食指按压小腿骨周围看到凹陷性水肿，或者再往上延伸到膝盖，就说明水肿状态已经很严重，有心衰加剧的可能。

3. 肺心病患者家庭养疗要点

肺心病患者必须吸氧。在家里吸氧时要避免与明火接触，远离炉灶、电暖气，禁烟火。出现低氧的时候，一定要遵医嘱调整吸氧的流量。如果流量调得非常高，反而有可能会导致呼吸抑制。家庭氧疗是一个长期过程，一天最少 15 小时。

消喘方加贴敷，效果尤其好

名医指导：刘清泉（首都医科大学附属北京中医医院呼吸科主任医师）

　　　　田从豁（中国中医科学院广安门医学针灸科主任医师、国家级名老中医）

　　哮喘患者最怕冬季，因为这时气温变化大，容易导致哮喘发作。患者饱经折磨，必须及时治疗才可以缓解痛苦，如果不重视则会延误治疗时机。在预防和治疗哮喘的方法中，有的患者通过在对的时间使用了一种神秘物质，大大缓解了症状，提高了生活质量。那么，这种神秘物质到底是什么呢？

❀ 名医会诊

　　诊例一： 汪阿姨，54 岁。哮喘将近 20 年，表现为憋喘、呼吸急促，对花粉过敏，一到换季就喘，发作期连走路都困难，晚上睡觉打呼噜比较严重。一开始去呼吸科就诊，以激素方案治疗。2017 年，平均 3 个月用一次激素，不用哮喘就发作，全身浮肿，整个人都变形了。在针灸治疗调理后明显好转。

　　诊例二： 王阿姨，65 岁。哮喘将近 20 年，表现为憋喘。检测过敏原，诊断为过敏性哮喘。后来进行中医调理，通过对身体全面调理，哮喘基本不发作了。

　　主持人："哮喘病最严重的情形是什么情况？"

　　刘清泉："这个病一旦发展到累及心、肺、肾，是可能引发猝死的。"

　　主持人："诊例一和诊例二中，这两位阿姨都是哮喘，但是情况又不太一样。"

　　刘清泉："诊例一患者的哮喘属于热性哮喘，必须将热泻下来才可能会好，以泻为主，所以她后来频繁通便，多的时候一天十几次。"

　　主持人："那王阿姨是哪一种？"

刘清泉："诊例二患者属于寒热错杂型哮喘，这种哮喘既具有寒性的特点，又具有热性的特点，只有用调和的办法，把阴阳、寒热调和了才行。"

哮喘病的特点
中老年人群高发，发作之后生命质量严重下降
累及肺、脾、肾三脏，严重时还可伤心
抓住"命门"，调理效果会事半功倍，甚至可以去根

主持人："对于哮喘，我们想去根应该怎么做呢？如何把寒从人体中清除出去？"

刘清全："存阳气。其中具有代表性的理疗方法就是三伏贴。三伏贴在《张氏医通》中有记载，称其为天灸，用自然界的阳气来补人体的阳气。"

主持人："听说田老与这本《张氏医通》也是渊源颇深的。"

田从豁："是的，我们在研究预防哮喘，防止其复发的过程中看到《张氏医通》的相关记载，得到了不少启发。后来我们就把这个方法引进来，加以反复研究、试用，应用于临床，但因为原方中有麝香，限制了推广。于是又想办法把麝香去掉，改进成分，最终找到了合适的替代品，制成了消喘膏。"

主持人："消喘膏由什么构成，都有什么功效？"

田从豁："消喘膏里主要有白芥子、延胡索、细辛、甘遂、鲜姜汁。其中，白芥子有一定的刺激性，贴得时间长或者白芥子炒得不熟，就容易起疱。发疱并不影响疾病的治疗，但是会给患者造成痛苦，所以白芥子要炒焦才行。"

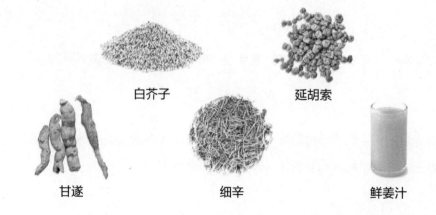

白芥子　　　　延胡索

甘遂　　　　细辛　　　　鲜姜汁

🍵 **疗护指南**

1. 想要区分寒性哮喘和热性哮喘，主要看痰

寒性哮喘患者的痰	**热性哮喘患者的痰**
清晰泡沫状，落地即化	又少又黏，还不好咳出来

另外，口不渴或者口渴都喜欢热饮，爱喝热的就说明体内有寒，喝了凉的胃都胀起来了，喝热的舒服。面色灰暗带青色，怕冷，小便清，也是寒性哮喘的主要特征。

2. 三伏贴的具体贴敷方法

三伏贴是一种中医传统疗法，通过在穴位处用草药制成的药膏敷贴，发挥药物的温阳作用，达到温经散寒、散湿除湿、活血化瘀、通络止痛的功效。

贴敷日期为每年夏季初、中、末伏的第一天，即夏至后的第三个庚日、第四个庚日和立秋后的第一个庚日。贴敷最佳时间为午时和未时，即上午 11 时至下午 3 时。当然，三伏贴也不拘泥于庚日，三伏期间均可进行，每 2 次贴敷之间间隔 7~10 天。

注意：由于每个人的病情、体质不同，一定要到正规医院或中医科咨询相关医学专家，辨证体质后再决定能否贴敷、如何贴敷，不要自行随意贴敷。

3. 国医大师方——消喘膏

🕙 **药方**

白芥子 21 克、延胡索 21 克、细辛 12 克、甘遂 12 克、鲜姜汁 30 克。

🕙 **用法**

（1）将白芥子、延胡索、甘遂、细辛按一份量备好，再将鲜姜汁按 1∶1 的比例兑清水。

（2）把它们搅拌成糊状，然后分捏成 6 个丸子。

（3）贴在后背部肺俞穴、心俞穴、膈俞穴上。左边 3 个，右边 3 个，一共贴 6 个穴位。

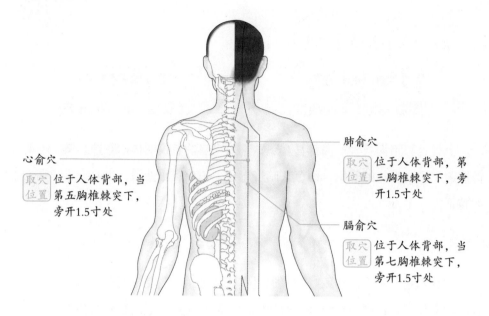

心俞穴————
取穴
位置 位于人体背部，当
第五胸椎棘突下，
旁开1.5寸处

肺俞穴————
取穴
位置 位于人体背部，第
三胸椎棘突下，旁
开1.5寸处

膈俞穴————
取穴
位置 位于人体背部，当
第七胸椎棘突下，
旁开1.5寸处

⚕ 名医叮嘱

人体表面的油脂会阻碍药物的吸收，所以要先用酒精擦一下，等酒精干了再进行贴敷。注意用法用量严谨，遵医嘱使用。

4. 这些食物不要吃，三伏贴才不白贴

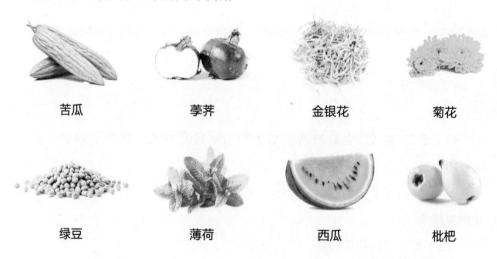

| 苦瓜 | 荸荠 | 金银花 | 菊花 |
| 绿豆 | 薄荷 | 西瓜 | 枇杷 |

以上这些食材能清暑气，但伤阳气，贴敷三伏贴期间尽量少用或不用。

老年人老烂腿是怎么回事

名医指导：吴英锋（首都医科大学宣武医院血管外科主任医师）
李拥军（北京医院血管外科主任医师）

一个蚊子包就能引发截肢危机？生活中最常见的腿胀、腿痒也许并不简单，种种细节的背后隐藏着影响健康的大麻烦。目前，我国约有 2 000 万人都在遭受这样的考验和折磨，这其中，中老年人尤其多。究竟是什么疾病如此熟悉又陌生？老烂腿背后的真凶究竟是谁？

❀ **名医会诊**

诊例一：曲叔叔。2008 年发现自己腿的外侧有一个类似蚊子包大小的包，不疼但很痒，还有异味，后来开始流脓，去医院清创处理，吃药也不管用。过去十几年里各种办法都尝试过了，效果并不佳。2019 年就医，终于得以治疗和好转。

诊例二：2009 年，50 多岁的阿姨发现自己左腿上有一个小红点，但没在意，后来 2015 年装修房子时不小心顶破了这个红点，然后四处求医无果，持续了 5 年多，溃烂面积越来越大。伤口长不好，一直在流液体。

主持人："诊例一和诊例二都是下肢问题，都有老烂腿的表现。"
吴英锋："每个人的体内都存在危险因素，下肢静脉问题的患病人群数量庞大。据统计，我国患下肢静脉问题的人数占总人群的 8.89%，意味着患者数量达到了 1 亿多，普通人当中每 6 个人就有 1 个人会有这种可怕的疾病。而且这种病偏爱老年人。"
主持人："那么老烂腿背后的真凶是谁？"
吴英锋："老烂腿背后的真凶是下肢静脉瓣膜反流。这种存在于人体的微小瓣膜就如同血管中的一扇扇开关门，决定着血流的通畅程度。静脉血液双向流通，瓣膜是一个单向的阀门，它控制血液从一个方向流向另一个方向。下肢静脉瓣膜反流如同身体内的交通门坏了，导致了无序的交通，轻则造成下肢肿胀、静脉曲张、色素沉着等情况，重则引发老烂腿。"

主持人："下肢静脉瓣膜反流分为哪几个发展阶段呢？"

李拥军："大概分为七个阶段。"

阶段一：	腿的表观是正常的，没有静脉曲张，但会有酸胀、沉重等感觉
阶段二：	在腿上出现红色小点或者细蜘蛛网状的小静脉团
阶段三：	静脉曲张在皮下有一堆蓝色的血管团
阶段四：	除了静脉曲张，还出现肢体酸胀疼痛，按迎面骨，一按一个坑
阶段五：	酸胀沉重，出现明显的色素沉着，面积大小不一，皮肤瘙痒
阶段六：	已经愈合的溃疡
阶段七：	出现活动性溃疡，包含渗液

主持人："从阶段一至七全程大概要多久？"

李拥军："可能几年或者十几年，其间各个阶段还可能有反复。"

 疗护指南

1. 下肢静脉瓣膜反流是否开始的自测方法

若出现以下表现，就说明下肢静脉瓣膜已经出现反流		
下肢出现色素沉着	下肢出现凹陷性的水肿，用手指按压有坑	下肢有酸胀感，影响到日常生活

2. 老烂腿的预防方法

· 老烂腿不忌讳运动。适当的运动对静脉的瓣膜是有好处的。

· 避免久坐和久站。久站和久坐给下肢带来的压力较大，瓣膜容易受伤，这两个动作是很危险的。

·休息时，用枕头垫在小腿位置，适当抬高双腿，有助于静脉血液的回流。

3. 拯救老烂腿的居家锻炼法

锻炼动作一：站立位，踮脚尖，感觉小腿后侧肌肉呈紧绷状态，停顿 5 秒为 1 次，10 次为 1 组。每日练习 3 组。

锻炼动作二：坐在椅子上勾脚尖，感觉小腿前的肌肉呈紧绷状态，每次停顿 5 秒左右为 1 次，10 次为 1 组。每日练习 3 组。

锻炼动作三：单腿勾脚尖，空蹬自行车，借助椅子单条腿腾空，如蹬车一样，动作稍缓，不宜急。持续 30 秒为 1 次，10 次为 1 组。每日练习 3 组。

这 3 个动作都可以帮助血管周围的肌肉产生挤压力，促进下肢的血液回流到心脏。

 锻炼强度需要根据自身情况循序渐进。

4. 静脉曲张与癌症的关系

下肢深静脉血栓可能会合并癌症。当出现下肢深静脉血栓的时候，要警惕身体是不是存在着癌症的隐患。深静脉血栓跟肺癌、胃癌、肠癌、肝癌、乳腺癌、宫颈癌都有关系。

上下楼开始"螃蟹步"了，软骨要磨没了

名医指导：**薛庆云**（北京医院骨科主任医师）

　　　　潘　江（首都医科大学附属北京朝阳医院骨科主任医师）

　　　　林　源（首都医科大学附属北京朝阳医院骨科主任医师）

　　拍合照时要蹲下去的时候蹲不下去？爬楼梯时膝关节疼？这时骨关节炎可能已经缠上了你。究竟哪些症状意味着膝盖"软黄金"正在离你而去？骨关节炎为什么会加速膝盖"软黄金"的丢失？骨关节炎真的会导致畸形发生吗？医学专家所说的终极治疗建议又是什么？

❋ 名医会诊

　　诊例：李奶奶，75 岁。每天上下楼特别费劲。站立需要扶着东西。夏季伏天在家也要穿着棉裤，晚上要盖厚被子，这样的生活已经持续 30 多年，她的膝盖严重畸形，髌骨外移。

　　主持人："30 岁以后，软骨会出现生理性的老化和变薄，这是一种退行性病变。到一定的年龄，我们的软骨便不再生了，那具体是多大年纪呢？"

　　薛庆云："30 岁之前软骨细胞的再生能力很强，但是到了 50 岁之后，每天再生的量会减少，所以到了 50 岁，大家要多关注一下自己的关节和关节软骨。"

　　主持人："膝关节骨性关节炎在中老年人中发病率高吗？"

　　潘　江："膝关节骨性关节炎是一种发病率非常高的疾病。50 岁的患者能达到 50% 以上；80 岁达到 80% 以上。致残率也非常高，有 60% ~ 70% 出现不同程度的畸形。"

　　主持人："比例很高。那软骨损伤过程是怎样的？"

　　薛庆云："正常的软骨洁白光滑，但出现退变之后就会变得不那么光滑了，

再加重软骨就会剥脱。如果软骨完全磨损，骨头和骨头之间直接互相摩擦，就会觉得越来越疼，甚至走不了路，连膝盖的弯曲都会受到限制。"

主持人："这个发展过程是怎样的呢？"

薛庆云："膝关节骨性关节炎的发展是这样一个过程：第一阶段是下楼疼，第二阶段是上楼疼，第三阶段是走平路疼，最严重的时候是静息痛。"

主持人："我们来看一下诊例中李奶奶的情况。她怎么那么怕冷，腿甚至无法多站一会儿，这是什么情况？"

林　源："李奶奶的症状是门诊中最常见的疾病。就是在膝关节中间丢掉了两块最重要的'软黄金'——软骨和半月板。骨关节炎患者的症状一般会出现先有一条腿程度重、另一条腿程度轻一点儿的情况。然后两条腿交替负担负荷，轮流磨损，直到李奶奶那种软骨完全磨没的程度。"

主持人："所以当我们的膝盖'软黄金'完全磨没了，腿就基本不能用了。这种程度该怎么办呢？"

林　源："如果关节的软骨和半月板损伤到需要手术的程度，建议使用全膝关节表面置换术。根据患者软骨磨损和半月板碎裂的情况、大小来决定手术方案，最终用人工关节替代原来的部分。具体到患者是否适合这种手术，要看其身体条件及是否有绝对的禁忌证等。"

🝐 疗护指南

1. 骨关节炎的预防

·不可久坐。久坐会影响到关节软骨的营养。

·关节软骨使用不当。盘腿坐着、蹲着干活、频繁爬楼、运动过量都属于使用不当。

·避免强力碰撞、挫伤。这也是骨关节炎的常见诱因之一。

·避免受凉。受凉会使关节周围的血液循环减少，同时滑膜的营养及修复能力下降。

2. 骨关节炎的自测

·关节疼痛早期，膝关节周围的间歇性疼痛，常出现在上下楼梯或者下蹲的时候。

·早上起床后关节活动不方便，出现僵硬，或者久坐一段时间以后，起身时要等一等、动一动才能够灵活运动。

·如果关节液分泌过多，关节就会出现肿胀。

·关节咔咔地响且可能会伴有疼痛，所以膝关节里有响声说明有问题了。

·患者不愿意去活动，关节周围的肌肉会出现萎缩、无力，越不活动越僵硬。

3. 骨关节炎的症状

骨关节炎的主要症状是疼痛、僵硬、活动受限。

注意：如果你早晨起来僵硬超过 30 分钟，就要去医院看一下，要排除类风湿性关节炎的情况，因为一般骨关节炎早晨的僵硬不会超过 30 分钟。

4. 骨关节股四头肌锻炼法——直腿抬高运动

首先平躺，把脚绷住，放松右腿，抬左腿，抬到距离床面大约 30° 左右，自己心里默念 5 个数，慢慢放下，再换右腿。

 温馨提醒　　直腿抬高运动每条腿做 10 组，每天做 5 次左右，大腿前面有酸胀感和疲劳感就达到锻炼目的了。

腰椎间盘突出光靠踩背可不行

名医指导：何银萍（非物质文化遗产何氏通络开结术第六代传承人）
　　　　　李石良（中日友好医院针灸科主任医师）

很多人都有腰椎间盘突出的问题，如果腰疾反复发作，就要考虑可能是筋节作祟。当腰椎附近有筋节的时候，会牵拉其附近的腰椎，造成骨头错位。这时即使把腰椎复位了，筋节的问题不解决，过一段时间还是有复发的可能。那么怎样才能知道我们的身体里是否有筋节呢？更多人都是平时完全没有征兆，往往是突然的一个动作，咔的一下就动不了了，到底是哪里出现了问题，又有哪些动作是危险的呢？

❋ **名医会诊**

诊例一： 王奶奶，70 多岁。现症状表现为偏头疼、颈椎疼、右侧手麻、不能提东西、弯不下腰。后来全身串着疼，先是腿、臀部，然后膝盖、脚底、脚后跟，只能坐着轮椅。就诊后找到病因，是筋节造成的腰椎间盘突出，接受开节治疗 6 个月后痊愈。

诊例二： 刘阿姨，60 多岁。有一次下地干活，忙了一天后，第二天腰突然出现刀刺一样的疼痛，撑了两个月不见好。到第 3 个月时根本不能下地走路，晚上睡不着。理疗、针灸、吃药都没有效果。后确诊为腰椎椎管狭窄症。

主持人："诊例一中王奶奶是什么情况？"

何银萍："她属于情况比较严重的周身经络不通。当时的治疗方案基本是从头到脚一点点由上而下捊开各个筋节。"

主持人："只有找到根本问题，没有牵引，没有挤压了，才不容易脱位。具体怎么才能打开体内的筋节？我们在家可以跟着操作吗？"

何银萍："开节并不是用板子刮那么简单，这里其实是有很多技巧的。后面会给大家讲具体的操作方法。"

主持人："好的。那我们再来看看诊例二中刘阿姨的情况。"

李石良："她这种情况很常见，源于身体中特殊的腰带出现了问题。平时看着挺好的，但一个突然的动作可能就会引发腰带问题，比如在车上坐在前后座的人，前排人在不转身的情况下给后排人递水。这看似很平常的动作，但是对于有基础病的人来说，扭腰的幅度就有可能引起急症的发作。"

主持人："这个腰带是什么？"

李石良："这里的腰带实际上是一种比喻。它不是连续的，是一段一段的。骨与骨之间是椎间盘，然后是神经，再后边就是黄韧带（如下图所示）。黄韧带就像腰带一样，如果它变厚了，就会向椎管里延伸，挤碰本来属于神经的位置，这时下肢就会感受到压迫神经的痛。"

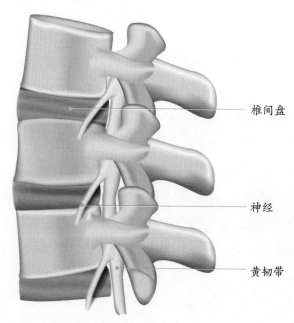

椎间盘

神经

黄韧带

腰椎示意图

主持人："那有没有什么方法能解决呢？"

李石良："现在有一项'超微创'新技术，用针刀来松解黄韧带，使黄韧带的张力瞬间降低，能及时缓解神经从后方所受到的挤压，临床效果很好。"

主持人："椎间盘突出也好，椎管狭窄也好，其实大部分患者都想先保守治疗，不做手术。"

李石良："是的，有各种各样保守治疗的办法，可以先尝试一下。"

疗护指南

1. 如何发现身体上的筋节

所有骨关节有问题的地方，它周围的软组织都会有筋节。把筋节打开后，肌肉会回到原来的位置，骨的问题也就随之解决了。以腰椎间盘突出为例，腰椎附近肌肉发硬，突出于皮肤，但没有痛感，过一段时间后，就会形成一个囊性的东西，在这个过程中对腰椎产生牵拉，这是中期。再往后发展，会形成一个死心硬结，椎间盘就被拉到一侧，形成腰椎间盘突出，只有把这个筋节打开不再牵拉骨头，腰椎才能复位。

2. 打开筋节之前要先进行"脚法通络"

根据不同情况，选用不同的脚法疏通经络。每个部位的力度、脚法都不一样。

脚法通络分为提气踏步法、滚揉脚法、转念脚法、蹬抖脚法、揉面点穴法、搓揉脚法、按压脚法、敲拍脚法、蹬揉脚法、平沙落雁法、海浪荡涤法等十多种方法，针对不同部位选用不同脚法，将经络打通之后，才可以进行手法开节。

3. 开筋节的手法步骤

· 开节前要先在筋节周围涂抹开节油（橄榄油也可以），疏通结节周围的经络（脚法通络）。

· 开节不是直线开节，而是要 360° 开节，由外围开始一点点从轻到重用渗透力打圈开节。

· 一次只开一个筋节，需要 3 ~ 5 分钟，让筋节慢慢被化开。

幽门螺杆菌和胃癌之间的关系

名医指导：**王蔚虹**（北京大学第一医院消化内科主任医师）

　　　　张建中（中国疾病预防控制中心传染病预防控制所副所长）

　　　　狄长安（北京市平谷医院血管外科主任医师）

　　　　曹邦伟（首都医科大学附属北京友谊医院肿瘤科主任医师）

　　我国有 50% 的人感染过幽门螺杆菌。有些人认为幽门螺杆菌虽然感染率高，但对人体还是有有益一面的。那么，幽门螺杆菌到底是共生菌还是致病菌呢？我们是否需要根除它呢？中国人的共餐习惯是否容易感染幽门螺杆菌呢？怎么样做才是正确的养胃方法呢？

❀ 名医会诊

　　诊例一：刘阿姨，60 多岁。2016 年感到胃不舒服，常常觉得饿，吃糖就舒服些，所以经常带糖出门。一开始以为是低血糖，后来检查发现血糖没问题。又查说是胃溃疡，吃药期间症状缓解，药一停就复发。后胃镜检查，发现有幽门螺杆菌感染，确诊是胃淋巴瘤。

　　诊例二：闫爷爷，75 岁。一天吃 8 顿饭，每顿饭量极少。因为他的胃只有乒乓球般大小。22 年前，闫爷爷查出胃癌的时候胃里长了一个樱桃大的肿瘤，每天感觉胃里揪得慌、胀得慌。3 个月后肿瘤迅速长到鸡蛋大，迫不得已切除五分之四的胃才保住了性命。

　　主持人："诊例一中刘阿姨的这个胃淋巴瘤和幽门螺杆菌有没有关系呢？"

　　王蔚虹："刘阿姨的病是弥漫大 B 细胞淋巴瘤。幽门螺杆菌在胃黏液层的下边、上皮细胞的表面，它在这个地方定植会引起胃黏膜的炎症。炎症出现后，我们的机体就会有很多的淋巴细胞到这个地方来对抗幽门螺杆菌。越来越多的淋巴细胞在这个地方聚集，淋巴细胞增生成淋巴滤泡。后期有可能一部分人就会发展成胃淋巴瘤。"

主持人："幽门螺杆菌到底是致病菌还是共生菌呢？"

王蔚虹："致病菌。"

主持人："幽门螺杆菌感染率高，它的危害性到底有多强呢？"

张建中："凡是感染者 100% 都有活动性胃炎，只是症状较轻，而且一旦感染将无法自愈。这个长期的治病过程中，就会有大约 40% 的人变成慢性萎缩性胃炎；15% ～ 20% 的人发展成溃疡病；还有大约 1% 的人会变成肿瘤。这其中只有 10% ～ 20% 的人查出时是早期，大多数人查出时已经是中晚期，失去了手术机会。"

主持人："从浅表性胃炎一直到胃癌，这个时间是怎么样的呢？"

王蔚虹："从正常胃黏膜感染幽门螺杆菌一直发展到胃癌，一般需要 8～10 年或者更长时间。"

主持人："那么在治疗过程中，抗生素越贵效果越好吗？"

张建中："抗生素并不是贵的就一定是好的，适合自己的抗生素才是好的抗生素。每个人对不同抗生素的敏感度不同，每个人身体里幽门螺杆菌的耐药性也不同，一定要选择适合自己疾病的。"

主持人："引发胃癌的原因有很多，我们来看下诊例二中闫爷爷的情况。"

狄长安："闫爷爷的症状是胃揪得慌、胀得慌，这属于胃癌中期的症状表现。"

主持人："前面我们说到幽门螺杆菌和胃病之间有着很大的关系。那对于防癌来说，我们又应该怎么办？"

曹邦伟："胃炎里菌群的菌种是均衡的，但是在胃癌里，菌种是缩小的，并且幽门螺杆菌是其中一个。在整个胃的调节中，菌群平衡尤为重要，如果我们杀它，不光它会被杀死，其他菌也会被杀死。所以我们对幽门螺杆菌的态度是，当出现反酸、恶心等症状时，甚至胃炎时或者是重度不典型增生、癌前疾病时，一定要杀死它，否则它可能是最后一关的加速器。但是没有症状的时候，可以先不用管它，让它维系正常的菌群。"

🌺 疗护指南

1. 胃癌的预警信号

第一个节点：如果饮食没有什么变化，但是体重在逐渐下降，这个时候是一个节点，有可能是胃癌或者早期胃癌。

第二个节点：出现了重度不典型增生或萎缩性胃炎时，这两种都属于癌前疾病，必须要引起重视。

2. 两种检查可以查出身体里是否有幽门螺杆菌

· 胃镜。做胃镜的时候取一块黏膜出来，做快速尿素酶检查。

· 呼气实验。有的人不愿意做胃镜，或者根本不需要做胃镜，呼气实验比较舒服一点。

3. 规避生活中感染幽门螺杆菌的环节

一般情况下，幽门螺杆菌的传播途径是很难发现的，需要关注一些共同生活中的高危环节，比如聚餐时，大家都喝了酒的情况下，这时酒精把胃酸冲淡了，如果有人喝多吐了，可能胃里面的幽门螺杆菌就到了口腔，此时如果共餐用筷子传到了另一个人的口腔里咽下去，胃里面没有胃酸屏障，就可能被感染了。

4. 预防胃癌的生活小窍门

· 不带口红吃饭。因为不合格的口红重金属的含量很高，比如说铅、汞，都是致癌的。

· 避免过酸、过辣、过硬、过烫、过油的饮食。这些饮食都属于致癌饮食。

· 尽量不喝酒或少喝酒。饮酒对胃黏膜的损伤是非常大的。

阿尔茨海默病，生活能力比记忆更重要

名医指导：**彭丹涛**（中日友好医院神经科主任医师）

　　　　　付国兵（北京中医药大学东方医院推拿理疗科主任医师）

　　阿尔茨海默病也就是大家常说的老年痴呆，很多人认为就是忘事，忘记别人忘记自己，严重些也就是忘记一切。其实这是一种误解，把这种病理解得过于温和了。事实上，阿尔茨海默病是成年人死亡率排行第四的疾病。因为很多忘事之外的症状往往被人忽略，从而错过了疾病的早期诊治，不仅造成患者的痛苦，也成为全家人的灾难。哪些人群最可能患上阿尔茨海默病？怎样知道自己是否有阿尔茨海默病呢？

❈ 名医会诊

　　诊例一：男性患者，70多岁。几年前患上了阿尔茨海默病，性格大变，变得爱打人，出门就走丢，不认得回家的路。有一年在吃年夜饭时，不仅动手打了自己的闺女，还把一家人都赶出了门。

　　诊例二：男性患者，60多岁。已经不能走路了，家人抬着他去看病，但回到家后，看见桌上有根香蕉，他站起来走得很好去拿。家人看到这个场景，不知道患者是怎么回事。经确诊为阿尔茨海默病引起的失用现象。

　　主持人："我们了解的阿尔茨海默病就是记性不好、爱忘事、表达不清楚，阿尔茨海默病只是这样吗？"

　　彭丹涛："关于阿尔茨海默病，大家非常关注的是记忆力问题，所以没到记忆力下降到一定程度的时候，很多人还发现不了这个病，也不去医院。但实际上在记忆力下降之前，或者在记忆力下降的同时，可能还会伴随一系列其他的症状。"

主持人："在我国现在有多少人患有阿尔茨海默病？"

彭丹涛："根据国家卫健委于 2023 年 9 月 20 日发布的报告指出，目前我国阿尔茨海默病的患者达 983 万。"

主持人："阿尔茨海默病到底有什么样的症状表现呢？"

彭丹涛："最重要的一个症状是日常的、最简单的生活工具的使用能力，比如能不能管理自己的钱财，准确地去花钱、买东西、到银行存钱；能不能吃饭，所有与厨房相关的工具能否正确使用；能不能自己洗漱、挑衣服；能不能按时按量服药；能不能使用熟悉的交通工具到熟悉的地方去，若这些能力都还有，那么基本上还没有到痴呆的程度。"

主持人："如果确诊为阿尔茨海默病，对寿命会有多大的影响？"

彭丹涛："诊断到痴呆这个程度，从确诊到离世，如果不经过任何治疗，一般是 8～12 年，多的有 15 年。"

主持人："结合诊例一，通过什么样的症状可以判断患有阿尔茨海默病？"

付国兵："实际上生活中很多的症状会被大家当成其他疾病的症状，而没有当成阿尔茨海默病，比如性格变了，变自私、固执了，这些属于精神、行为上的异常，整个情绪、人格、精神、行为和过去都不一样了。另外，还有一些人会爱发脾气，甚至有攻击行为。到晚期的时候，会出现幻觉、妄想、身份错认、认知障碍等症状。"

主持人："那认知出现障碍时会有什么表现呢？"

付国兵："诊例二就是这个问题。患者的肢体没有偏瘫，没有帕金森病、运动障碍，也没有小脑的共济失调、走不稳的情况，那他为什么走不了路呢？我们把这叫作失用，具体来说就是大脑中分管视觉空间觉的区域（这个区域医学上叫顶叶）出现了问题。"

🌿 **疗护指南**

1. 阿尔茨海默病的生活自测法

·闭目单脚站立法。闭眼，单脚站立。

·测定标准如下。男性：40～49岁为8.4秒；50～59岁为7.4秒；60～69岁为5.8秒；70～79岁为3.3秒。未达到此标准者说明老化速度过快。女性：可较男性推迟10岁计算。

注意：这个测试站立时间越长，说明老化程度越慢。

2. 两招预防阿尔茨海默病

第一招：在规定时间内，用筷子尝试夹取豆子，或者传统休闲动手项目打毛衣，都是非常推荐大家进行的预防性锻炼。它们都需要手、眼、脑协调一致才能完成，可以起到预防阿尔茨海默病的作用。

第二招：踏步摇头法——先躺在一张床上，脖子微微前屈，脚像踏步一样逐渐地一步一步走起来。然后在踏步的同时，把头转起来，腿屈起来后脖子转到同侧。这个方法除了锻炼膝关节，还能打通脊柱三关。

3. 预防阿尔茨海默病的药酒

温阳通脉酒

⊗药方

归尾9克、附子9克、狗脊12克、杜仲9克、干姜9克、桂心9克、白芷9克、细辛3克、酒适量。

⊗用法

所有药材浸泡一个星期即可饮用。

⊗功效

这个方子中，归尾在补血的同时又能达到通络的作用；附子能温阳补阳；狗脊和杜仲都是补肾的；干姜能温阳，也是补阳的圣药；桂心可以温经通脉；白芷和细辛主要起通络、解表的作用。所以由这些药材搭配，能起到温心温阳、补肾、通络的作用。

⊗名医叮嘱

如果有过敏体质，可以在使用前先蘸取一点抹在耳后，看看有无不适症状。

注意：用法用量严谨，遵医嘱使用。

炎症来袭，给膝关节"蒸蒸桑拿"

名医指导：李石良（中日友好医院针灸科主任医师）
杨渝平（北京大学第三医院运动医学科主任医师）
敖英芳（北京大学第三医院运动医学科主任医师）

你跳过广场舞吗？你知道广场舞中哪些动作会伤害膝关节吗？我们的膝关节除了中间是骨头，其余四周都是软组织，包括韧带、肌肉、肌腱联系在一起的，如果这些软组织的平衡失调，就会导致膝关节里的压力改变，久而久之造成膝关节骨性关节炎。常见的膝关节骨性关节炎的症状有哪些呢？这个重要器官又该如何正确地养护呢？

❋ 名医会诊

诊例一：女性患者，50多岁。膝关节剧痛，给生活带来极大不便，用止痛药也无效。出门坐车、回家迈门槛、走几步台阶，对她来说都很难完成，不得已搬到有电梯的楼房。

诊例二：刘奶奶，70岁。热衷跳广场舞，但最近发现有时跳舞膝盖疼，尤其是做需要蹦的动作时。平时轻微的动作不疼，走路时间一长就疼。后确诊为骨关节炎。

主持人："诊例一中患者的情况是不是很常见？"

李石良："非常常见。根据最新流行病学统计，膝关节骨性关节炎在中国55岁以上的人群中患病率达到60%；65岁以上的人群中达到80%。年龄越大，患病的可能性就越高，风险就越大。最严重的是膝关节可能会'报废'，需要置换。"

主持人："置换膝关节的代价很大，费用也比较高。不到万不得已都不想去换。那这个发病原理是什么？我们能不能自查呢？"

李石良："膝关节除了中间是骨头，四周都是软组织，由韧带、肌肉、肌腱这些组织联系在一起的。如果它们的平衡失调，就会导致膝关节压力的改变。在临床上，可以用'拇指按压法'来进行自检，后面有具体实操方法。"

主持人："生活中可能有很多我们不知道的会伤害膝关节的行为或者习惯，它们都是什么？跳广场舞是否也会伤害膝盖呢？"

杨渝平："在广场舞动作当中，有可能存在伤膝怪力。因为刘奶奶的年龄相对比较大，这个年龄尤其是女性，其关节表面的软骨是比较脆弱的，稍微有一点扭转的力或者下蹲的力都容易损伤到软骨。在膝关节只有前后运动的时候，其实对半月板损伤不大。如果是在弯腿的情况下还要扭转，这个时候再要蹲起，对于半月板就有个前后撕扯的力，是非常容易伤到膝盖的。"

主持人："那么伤膝怪力具体是什么呢？"

敖英芳："第一个是扭伤，这个扭伤的风险可以通过自测来预警。第二个是磨损。第三个是退变。这里要说明，我们久坐的时候觉得腿都在休息，但是坐的时间长了，膝盖和脚一样会不舒服，可能会发酸。"

主持人："不运动也不好。"

敖英芳："是的，软骨也需要营养。我们的关节软骨就像海绵一样，正常情况下，关节软骨里的水分含量在 70% 左右。在运动过程中，随着重力的变化，靠松开挤压再松开再挤压这个过程来吸取滑膜关节液里的营养成分，所以如果不运动，营养会进不去，那软骨细胞就要'饿坏'了。"

主持人："老坐着也伤膝盖。那么，哪些症状可能和膝关节骨性关节炎有关呢？"

敖英芳："常见的症状有五种：按压膝关节疼痛、膝关节肿胀、走路超过 10 分钟膝关节疼痛、膝关节运动时发出咔咔声、吹空调时膝关节疼痛。"

🍵 疗护指南

1. 扭伤风险自测

用一个台子或者凳子模拟上楼时单腿迈上去的动作，观察膝盖的方向。正常的情况是脚尖向前,如果有角度或者在蹬上去的过程中腿出现了歪斜,说明会有扭伤的风险。

2. 膝关节状态自检——拇指按压法

用大拇指按压到甲床变白这样的力度进行自检。

- ·首先按压髌骨正中的位置,再围绕髌骨一周进行按压。
- ·按压膝关节内侧副韧带,位置是在膝关节内侧的正中。
- ·按压膝关节内侧靠下方的小腿交界处。
- ·向上推按髌骨下端,向下推按髌骨上端。
- ·按压膝关节外侧副韧带。

注意:若在上述操作过程中,发生有别于正常按压感的疼痛,说明软组织已经出现了损伤,建议尽快到医院就诊。

3. 掌握公式,评估符合自身年龄的运动强度

中等强度运动最大心率估算法公式

(220 – 年龄)×(60% ~ 70%)

通过这个公式,可以凭借自己的年龄推算出每天中等运动的时候,什么样的心率是最合适的。比如说,通过公式计算,55 ~ 60 岁的老年人是 94 ~ 100 次 / 分钟,这个运动强度是合适的。或者用自己的安静心率法来测算,自己数一下,在安静心率的基础上加 20 次,强度就合适了。

饮食、温度、水，哪个才是痛风的罪魁祸首

名医指导：乔 林（中国人民解放军火箭军特色医学中心骨科主任医师）

　　　　　朱泽兴（中国人民解放军火箭军特色医学中心骨科副主任医师）

　　　　　王晓宇（中国人民解放军火箭军特色医学中心骨科副主任医师）

　　痛风是一种被低估的疾病，痛风石沉积在重要的骨关节、软骨甚至肌腱上，腐蚀原本光洁健康的正常组织，造成不可逆的损伤，甚至使人不得不花费巨大的代价置换人工关节。除了饮食习惯，还有哪些因素与痛风的发生有关？控制痛风的发作有什么隐藏条件？

❀ 名医会诊

　　诊例一：初中男生，14 岁。经常大腿根疼，足关节肿痛。一开始以为是强直性脊柱炎，但是超声显示，他的足底足根是黑色的，里边有一些白色的沉积物，是非常典型的痛风石。幸亏治疗及时，尿酸明显下降，症状逐步好转。

　　诊例二：邵先生，33 岁。平时饮食不忌口，海鲜、牛羊肉、饮酒。痛风发作期，他的骨头被严重侵蚀，痛感最严重的时候有将近一个月无法下地。就医后进行手术，对其膝关节和踝关节进行了清理。

　　主持人："痛风容易找上什么样的人群呢？"

　　乔　林："嘌呤代谢紊乱引起的一种疾病就是痛风。人生的各个阶段，从青少年到老年都有可能得这种病。有像诊例一中 14 岁的男生，也有 90 多岁的老年患者。而且痛风和平时的锻炼，比如爬山、跑步、游泳都没有关系。"

　　主持人："这种病的发病率怎么样的呢？"

　　朱泽兴："2017 年，我国就已经有约 8 000 万人患痛风，且这个数量在以

每年 9.7% 的增长率迅速增加。"

主持人："那这种疾病对我们的身体有多大的伤害呢？"

乔　林："痛风石像刺一样长在关节上，有一部分会覆盖在关节的软骨表面，造成软骨的破坏、腐蚀。还可能影响到全身各个主要的关节，比如踝关节、膝关节等，甚至可能造成关节功能的退变、丧失，最终需要做人工关节置换手术来解决这个问题。"

主持人："但是这些真的和长期的磨损，比如跑步、爬山都没有关系吗？"

乔　林："没有关系。它和这种运动型的关节退变造成的关节损伤不是一种发病机制。"

主持人："经常听说痛风患者不能吃什么，那是不是意味着痛风这种疾病都是吃出来的？"

朱泽兴："饮食会造成或加重痛风，但是痛风的形成绝不仅仅是饮食的因素，还和尿酸代谢的整个循环有关。正常人每天会产生 700 毫克尿酸，尿酸中有 80% 是内源性产生的，20% 是通过食物或其他途径摄入的，所以我们以为痛风发作都和吃相关是不准确的，只有 20% 和饮食相关，而更多的是和内源性相关。"

主持人："也就是说更多是代谢性的问题？"

朱泽兴："其实内源性尿酸和正常饮食摄入尿酸是能达到一个平衡的。当我们特别热衷于某种食物，或者由于其他因素，自身代谢不完这些尿酸的时候，就打破了这个平衡，就会在特定的关节部位出现结晶，引发病痛。"

主持人："参照诊例二中的邵先生，饮食和痛风之间的具体情况是怎样的？"

王晓宇："根据诊断发现，邵先生的第一跖骨被痛风的结晶侵蚀掉了三分之一，对于脚部功能影响不会太大，但如果继续对痛风放任不管，侵蚀超过了二分之一，就会明显地影响到骨骼强度了。第一跖骨是走路负重很重要的部位，这个部位的骨头里有个洞，很容易引起骨折。一旦骨折，就只能进行骨骼修复手术了。"

疗护指南

1. 饮食中的嘌呤清单

含嘌呤较高的食品	含嘌呤较低的食品
白带鱼、小鱼干、小牛颈肉、蛤蜊、紫菜、豆苗	蔬菜、奶制品、咖啡、茶

其中，白带鱼、小鱼干是含嘌呤较高的食品；小牛颈肉因高蛋白质，所以嘌呤比较高；虽然紫菜和豆苗都是蔬菜，但嘌呤含量还是比较高的。

2. 预防痛风饮食方

香根鱼跑蛋

食材

鸡蛋 3 个、太湖银鱼 300 克、豌豆 50 克、豌豆苗 50 克、生姜 10 克、葱 5 克、淀粉少许、食用油少许。

做法

（1）往鸡蛋液加入少许姜汁和淀粉，充分搅拌；将一半蛋液倒入锅中炒熟，再倒回另一半蛋液中待用，然后往蛋液中放入豌豆。

（2）在一小碗太湖银鱼中放入少量葱和生姜末，搅拌均匀待用；把腌制好的太湖银鱼挑出来放入待用的蛋液中。

（3）将放入太湖银鱼的蛋液倒入油锅中，煎至两面金黄后盛出；将葱根带须煎成金黄色，然后去掉须，待用。

（4）锅中放入生姜丝煎至金黄，加少量水，再把煎好的太湖银鱼蛋饼放进去；待水分吸收差不多后，放一小撮豌豆苗在饼上，翻个儿即可出锅。

功效

这道菜富含多种营养素，可以帮助控制尿酸。所用太湖银鱼的嘌呤含量很低，可以放心食用。豌豆富含 B 族维生素，可以有效防止尿酸盐的产生。

第三章

血糖、血压、血脂不高，隐患自然消

总感觉嘴里甜，可能是糖尿病的表现

名医指导：王　军（北京中医药大学东直门医院针灸科主任医师）

　　　　　　刘尚建（北京中医药大学东直门医院肾病内分泌科主任医师）

　　我国成人糖尿病发病率高达 12.8%，糖尿病前期的发病率为糖尿病发病率的 3 ~ 5 倍。中医认为，糖尿病前期是脾瘅。脾瘅时身体中会有一些重要的求救信号，只要重视这些信号，就有机会逆转脾瘅。那么，人体发出的求救信号有哪些？我们又该如何抓住逆转期呢？

❀ 名医会诊

　　诊例一：王阿姨，60 多岁。饭量大，刚吃完很快就又会饿，这种情况持续 3 ~ 4 年了，平时血糖 6.5mmol/L 左右，从未系统治疗过。

　　诊例二：张阿姨，49 岁。容易犯困，嘴里发甜，喜欢吃凉的东西，吃完觉得很舒服。如果不午睡，整个下午脑袋都懵懵的，心烦意乱。这种情况也有 3 ~ 4 年了。体检餐前血糖 6mmol/L 左右，餐后 2 小时血糖超过 9mmol/L 了。

　　诊例三：刘阿姨。40 岁时生了二胎，产检餐后 2 小时血糖 9mmol/L，产后忙碌耽搁了，只测餐前血糖基本正常就没在意。后感觉睡不好，浑身乏力。就医后采用内服外治的治疗方法，3 个月后血糖情况稳定，餐后血糖降到 6.17mmol/L，属于正常范围。

　　主持人："糖尿病前期的症状是什么？应该怎样抓住它们呢？"

　　王　军："糖尿病前期的症状称为脾瘅。其实从脾瘅到糖尿病是一个慢性过程，需要一定的时间，可以通过中医的外治方法进行干预，在一定程度阻碍它发展成糖尿病。"

主持人："什么是脾瘅啊？"

王　军："脾是五脏之一，运化水谷。瘅有两层含义：一是劳病，当饮食过度，脾不能运化水谷了，它累了就会生病，称为脾瘅。二是躯体的劳作，过度的劳累也会引起劳病，就会出现脾瘅。脾瘅的主要症状是嘴中产生甜味。"

主持人："脾瘅和糖尿病关系密切，那它和其他疾病也有关系吗？"

刘尚建："脾瘅就是代谢疾病的前状态，也就是亚健康状态。有的人会有肥胖，有的人血糖、血压、血脂和尿酸都会高一些，甚至脑、肾也会出现一些问题。"

主持人："那脾瘅的具体发病机理是怎样的呢？"

刘尚建："如果把脾胃比喻成搅拌机。正常量态的食物进去会变成一种水谷精微，然后脾胃就可以运化吸收了。但如果一直吃不停，超过正常量的上限，汁水就会溢出来，如果还不停止，脾胃的搅拌功能基本上就会丧失，弄不动了。这种情况不仅消化不了食物，对脾胃本身也会产生影响，从而出现气虚、阴虚等表现，最终进入糖尿病阶段。"

主持人："这么说诊例一、二、三中阿姨们的表现就能理解了，可能都属于脾瘅。"

刘尚建："是的。但诊例三刘阿姨的情况比较典型。她有糖尿病的风险因素，她餐后血糖已经属于糖耐量受损的状态了。"

主持人："如果不查餐后，只看餐前血糖很可能就漏诊了。脾瘅是身体发出的求救信号，有哪些症状表现呢？"

王　军："临床可能会出现多方面的表现，比如乏力、四肢无力、困倦、头懵、睡眠浅、容易醒、胃胀、胀满、吃饭不香、反酸、口干、口臭、口渴、小便黄赤等，这些都属于脾瘅的常见症状。"

🍵 疗护指南

1. 哪些人更容易出现脾瘅

·第一是不重视的人。自认为身体好不需要检查的人容易把脾瘅隐匿起来。

·第二是不了解的人。很多人只查餐前血糖，不查餐后血糖。

·第三是不愿意的人。有家族史的人不愿意吃药，怕影响正常生活。

·第四是不坚持的人。对体检不坚持。

·第五是不确定的人。即使空腹血糖正常，但是餐后 2 小时血糖大于 7.8mmol/L、小于 11.1mmol/L，也诊断是脾瘅。

2. 耳穴治疗脾瘅——贴耳豆

脾瘅主要是以中焦脾胃异常为主，耳豆治疗的目的是调理脾胃、畅通三焦。

取王不留行或小米贴在胃区、脾区、三焦、经验穴（胰胆区）4 个位置（如下图所示）。操作时，还可以用手指去刮揉、掐揉这 4 个位置。一般用拇指指甲去掐揉这些穴位，患者会有明显的压痛点。在疾病明显的时候，会疼得比较厉害，但当疾病缓解的时候，疼痛也会随之减弱。

一般饭后半小时左右操作。每天按揉 3 ~ 4 次，一周贴 2 次。

注意：针对脾瘅，要用左耳的胰胆区。左右穴位是不一样的。

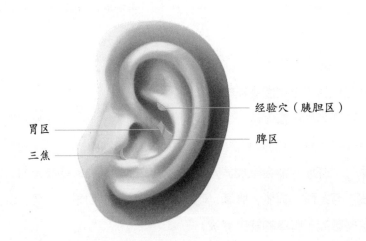

胃区 —

三焦 —

— 经验穴（胰胆区）

— 脾区

3. 调脾瘅除陈饮

逆转茶饮方

🍵茶方

黄精 6 克、芦根 10 克、佩兰 6 克、山药 10 克、栀子 3 克、生山楂 5 克。

⊕功效

补虚清热，消食助运。

⊕名医叮嘱

服药的同时要注意控制饮食。此茶方是针对脾瘅的，用了 3 ~ 6 个月后要复查血糖。如果血糖恢复了，接下来坚持良好的生活方式即可。如果血糖还处于这个阶段，可以继续服用。但如果血糖在升高，则需要用西药来控制血糖，然后再配合这个茶方。

4. 食品交换的计算方法——手掌法测算每日摄入分量

·以自己的拳头大小为单位来计算食物分量。

伸出自己一只手，握拳。此时一个拳头的大小就代表一顿饭摄入主食的量，不管是米饭、馒头还是其他主食，食用量、体积大小均不超过这个拳头的大小。

注意：主食部分具体每日能食用几拳、多少单位请遵医嘱。

·以自己的手掌及手指大小为单位计算食物分量。

蔬菜分量——伸出双手，自然张开，基本不漏指缝的状态下，两个手掌合在一起的大小代表一天摄入蔬菜的食用量。

蛋白质分量——一个手掌的大小代表一天摄入蛋白质的量，比如鸡蛋，如果单手展开面积能放下 2 个稍大的鸡蛋，那这 2 个鸡蛋就是每日合理摄取优质蛋白的上限量。

脂肪分量——每日摄入的脂肪是一个大拇指指尖大小，比如坚果、油脂等。

瘦肉分量——两根手指代表一天内摄入的瘦肉量。

餐后 2 小时从什么时候开始算

名医指导：**母义明**（中国人民解放军总医院内分泌科主任医师）

易京红（首都医科大学附属北京中医医院内分泌科主任医师）

　　对糖尿病患者来说，如何界定餐后 2 小时尤为重要。糖尿病是大家都关心的疾病，它最危险的情况是出现并发症。预防糖尿病并发症的出现，核心是要保持经络通畅。方法有很多，比如散步时配合呼吸锻炼，就可以帮助我们疏通经络。这种锻炼方法是什么呢？适合糖尿病人的垂直运动是什么？

❀ 名医会诊

　　诊例一：王阿姨，50 多岁。餐后血糖高，数值超过了正常值，既担心血糖飙高，又喜欢吃面条，纠结不已。

　　诊例二：刘阿姨，60 多岁。近两个月以来糖化血红蛋白 6.6%，空腹血糖 6 ~ 7.5mmol/L，餐后血糖 7 ~ 9mmol/L。因为数值总在参考值上下浮动，所以有些不知所措。

　　主持人："如何界定餐后 2 小时？"

　　母义明："餐后 2 小时是从我们开始进食第一口的时间算起。"

　　主持人："为什么非要 2 小时呢？"

　　母义明："正常人吃完饭，血糖也会慢慢升高，但是 2 小时后数值会回到基础点，回到吃饭前的水平。而糖尿病患者即使过了 2 小时，血糖还是比较高的。"

　　主持人："如果我们的餐后血糖超出正常范围会出现什么结果呢？"

　　母义明："糖尿病的危害是血管。人体所有的器官和细胞都需要能量，能量是通过血管里的血液运送过去的，一旦这个通道出现了问题，那就意味着组织和细胞可能出现了问题，所以对糖尿病患者来讲，全身每个部位都可能会有并发症。"

主持人："除了餐后血糖，空腹血糖也是非常重要的，那空腹血糖的正常范围是多少呢？"

母义明："3.9～6.1mmol/L。"

主持人："很多人都会问同样的问题，主食到底吃什么，血糖会升得慢？"

母义明："主食中碳水化合物的吸收水平因人而异。针对诊例一中类似王阿姨的问题要区别对待，先要掌握餐后血糖的测量时间，从吃第一口饭起的2小时之后测试最准确。爱吃面条，一吃面条餐后血糖就高，说明她是对面条比较敏感的血糖体质。以后再吃面条时要控制总量，不宜过多，可以多加点蔬菜，煮得不要太烂，吃得慢一点，将进餐时间延长，这样血糖才能平稳。"

主持人："在诊例二刘阿姨的情况中提到了糖化血红蛋白，这个糖化血红蛋白是什么？"

母义明："糖化血红蛋白是衡量血糖控制水平的重要指标，它的正常范围是4%～6%。简单来说，当血糖高的时候，血糖就和血红蛋白结合了，直到120天后血红蛋白被代谢。所以，糖化血红蛋白代表的是前120天内的总体血糖状态，是相对稳定的数值。"

主持人："听说运动可以有效降低血糖，所以不少人在饭后去健身房做运动。这真的可以降血糖吗？"

易京红："研究表明，运动时会燃烧体内的葡萄糖，运动超过30分钟，血糖会明显下降。但在健身房使用器械运动30分钟，对于没有健身基础的老年人来说，容易产生运动伤害，所以这点并不适合所有人。"

主持人："那有没有相对安全的训练方法呢？"

易京红："经典医书《黄帝内经》把五脏——肝、心、脾、肺、肾对应了呼、笑、歌、哭、呻。脾对应歌，唱歌可以调理五脏的气息，有利于推动脾胃的运化，进而促进糖的运化和吸收。"

❀ 疗护指南

1. 准确的血糖值如何测得

· 去医院测量。医生会根据患者的情况决定到底吃什么。

· 喝糖水。标准是 75 克葡萄糖，在 5 分钟之内喝完，从喝的第一口开始计时，2 小时后看血糖值。

· 馒头餐实验：一个 100 克的馒头，从吃第一口开始计时，吃完 2 小时以后测。能知道胰岛功能和血糖的状态，同时也不会增加身体的负担。

2. 以下几个数值特别重要，请牢记

正常范围	脾瘅	糖尿病
餐后血糖 < 7.8mmol/L	餐后血糖 7.8 ~ 11.1mmol/L	餐后血糖 ≥ 11.1mmol/L

3. 下列人群需要测餐后 2 小时的血糖

第一，有糖尿病家族史的。

第二，有血糖偏高病史的。

第三，肥胖又不爱运动的。

第四，血脂、血压高的。

第五，总有感染，或小便多，或消瘦的。

4. 最适合糖尿病患者的粗粮

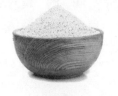 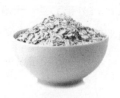 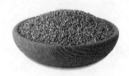

大黄米　　　　　　　燕麦　　　　　　　荞麦

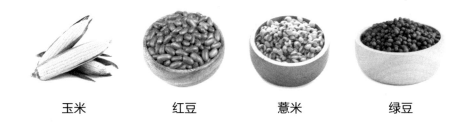

| 玉米 | 红豆 | 薏米 | 绿豆 |

以上这些粗粮，只要搭配合适，适合大多数糖尿病患者

注意：粗细搭配，粗粮为主、细粮为辅，大概是 6∶4 或者 7∶3 的比例。

5. 糖尿病患者代茶饮

🌼 茶方

桑叶、玉米须、旋覆花 3 味药各 10 克。

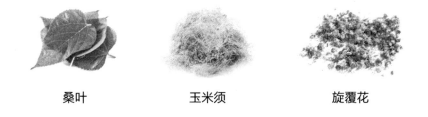

| 桑叶 | 玉米须 | 旋覆花 |

🌼 用法

用纯净水浸泡以上药材 10 ~ 20 分钟，大火煮开后小火再煮 3 ~ 5 分钟，煮好后饮用。一天饮用 1~2 杯即可。

🌼 功效

此方推荐给有反酸、口渴症状的糖尿病患者，既能降糖又能止胃酸。

🌼 名医叮嘱

桑叶偏甘寒，经常腹泻的患者不适用。

糖尿病并发症的警戒线在哪里

名医指导：**唐子人**（首都医科大学附属北京朝阳医院急诊医学中心主任医师）

王世东（北京中医药大学东直门医院肾病内分泌科主任医师）

大家都知道糖尿病在我国的发病率是很高的，几乎所有的糖尿病患者都担心自己可能出现并发症。还有相当一部分人觉得糖尿病是慢性病，发病十几年之后才会出现严重的并发症。事实上，有一种糖尿病急性并发症，它翻脸比翻书还快。糖尿病最常见的是哪种并发症？哪种尿液预示着糖尿病急性并发症即将来临？

❋ 名医会诊

诊例一：女性患者，24 岁。昏迷不醒，送医急诊抢救，心跳停止，做心肺复苏，进行气管插管时闻到烂苹果的味道，一查血糖为 40mmol/L，诊断为糖尿病酮症酸中毒，抢救了 50 多分钟，最终遗憾离世。

诊例二：女性患者，60 岁。喜欢跳广场舞。在家突然昏迷，120 急救赶到时测血糖为 30 mmol/L，直接送进 ICU（重症加强护理病房）。后来得知是糖尿病并发症引发的肝肾衰竭、心肌损伤，最终遗憾离世。

诊例三：男性患者，40 多岁。进 ICU 之前不知自己是糖尿病。发病前一个月有日渐消瘦的迹象，而且单侧手麻，心跳非常缓慢。送医急诊急救，虽然抢救过来了，但肝功能损伤、肾功能衰竭，尿液一度呈现酱油色，心肺情况也不好，需要做血液透析，有 20 天是意识丧失的状态。

主持人："临床上诊断糖尿病急性并发症时有没有代表性的表现？"

唐子人："在糖尿病急性并发症患者呼出来的气体中，能够闻到烂苹果的味道。闻到这种味道，证明身体里的酮体已经明显地增加了。诊例一中这位女性患者已经处于糖尿病酮症酸中毒阶段了。"

主持人："糖尿病急性并发症能让一个人的生命瞬间就没了？"

唐子人："人体的血糖升高到一定程度，比如血糖 20mmol/L 时，有的人可能都没有太明显的感觉。但是如果身体里有酸中毒，身体马上就会有反应，糖尿病的这种急性并发症稳、准、狠，尤其是糖尿病酮症酸中毒，它会在很短的时间内夺走生命，如同诊例二中的女性患者。如果家里有人得了糖尿病，一定要知道临界点在哪里，这样才能够最大程度避免悲剧的发生。"

主持人："诊例三中男性患者的情况是不知道自己有糖尿病，然后突然发病。"

唐子人："刚开始抢救的时候，他的血糖非常高，接近 50mmol/L。糖尿病酮症酸中毒非常严重。后来发现尿液的颜色变成酱油色了，说明此时肾功能衰竭到了一定程度，所以考虑是不是在糖尿病酮症酸中毒的基础上合并了其他的疾病。

主持人："临床上比较常见的并发症是哪种？是什么样的发展过程呢？"

王世东："糖尿病到糖尿病性肾病，从中医的角度看是一个从'聚'到'积'的过程。癥（zhēng）瘕积聚是中医里对于肿瘤包块的描述，其中癥与积的概念相似，指较为恶性的、坚固的肿瘤或包块；而瘕与聚的概念相似，指早期没有那么恶性或可移动的肿瘤或包块。国医大师吕仁和在治疗糖尿病性肾脏疾病时，观察到糖尿病日久的患者常常会出现肾络受损，形成'微型癥瘕'。因此，我们今天所讲的从'聚'到'积'的过程中，'聚'代表较为早期的糖尿病，'积'则代表可能已经进入糖尿病微血管病变期。"

主持人："哪类人的疾病比较容易从'聚'转向'积'？又该如何预防和治疗呢？"

王世东："有两类人：第一类是脾虚肝旺的人；第二类是肝郁化火的人。针对这两类糖尿病患者，临床有各自对应的、常用的治疗方和药茶。"

🍵 疗护指南

1. 肾脏健康状况自检方法——辨尿

·平时尿量正常，近期突然明显增多。高血糖会造成渗透性利尿，就是即便没喝多少水，也在大量排尿。

·尿量少，但尿的颜色变深，这很可能是糖尿病酮症酸中毒的表现。

·随着年龄的增长，夜尿次数增加，这也是肾脏功能下降的表现。

2. 脾虚肝旺型糖尿病治疗方

益脾缓肝方

⊗药方

黄芪 10 克、当归 10 克、柴胡 10 克、赤芍 10 克、夏枯草 10 克、荔枝核 10 克、黄精 10 克、猪苓 10 克、甘草 10 克。

⊗用法

煎制服用。

⊗功效

黄芪、当归具有补气生血的作用；柴胡能疏肝解郁；赤芍能活血；夏枯草、荔枝核具有散结、化痰和行气散结的作用；黄精可补益脾肾；猪苓能利湿；甘草能温暖补脾肾。此方主要具有疏肝理气、散结化痰、健脾益气的作用。

⊗名医叮嘱

加减用量依据具体病情，遵医嘱服用。

3. 脾虚肝旺型糖尿病日常药茶

补脾散肝茶

⊗茶方

黄芪 10 克、苦荞麦 10 克、夏枯草 10 克、荔枝核 10 克。

⊗用法

荔枝核要碾碎，碾碎后药效更易发挥。

❀功效

此方具有益脾散肝的作用。

❀名医叮嘱

此茶不适合感冒发病期的人饮用。

4. 肝郁化火型糖尿病治疗方

清热止消方

❀药方

醋柴胡 10 克、生地黄 10 克、鬼箭羽 10 克、赤芍 10 克、白芍 10 克、枳壳 10 克、酒大黄 10 克、牡丹皮 10 克、生牡蛎 10 克、黄芩 10 克、黄连 10 克、枳实 10 克。

❀用法

煎制服用。

❀功效

黄连能清心胃火；黄芩能清肝火；酒大黄能清火活血；生牡蛎能化痰、散结。

❀名医叮嘱

用法用量严谨，遵医嘱使用。

5. 肝郁化火型糖尿病患者日常药茶

栀子豆豉饮

❀茶方

炒栀子 10 克、淡豆豉 10 克、牡丹皮 10 克、鬼箭羽 10 克。

❀用法

煮茶饮。

❀功效

炒栀子能清肝火；淡豆豉能健脾、去湿；牡丹皮能凉血、清热、活血化瘀；鬼箭羽能活血、消癥、散结。此方适合有口干、口苦、肿痛或胸闷的糖尿病患者。

❀名医叮嘱

此方是清热药，对阳气虚损的患者不适合。

糖尿病安全过伏：不捂、不渴、不省

名医指导：顾承东（中日友好医院急诊科副主任医师）
　　　　　帅　瑛（中日友好医院内分泌科主治医师）

　　在夏季，糖尿病患者容易出现"捂"出中暑、"渴"出心梗、"省"出感染的情况，这是因为糖尿病患者自身的特点导致了这些情况的发生。那么夏季我们应该如何避免这些情况呢？糖友夏季容易出现中暑和低血糖的情况，这两者在症状上要如何区分？

❁ 名医会诊

　　诊例一：李大爷，67 岁，有糖尿病病史。夏天感冒盖厚被子捂汗，捂了一下午，病情加重，出现恶心想吐、体温上升的症状。就医时，高热，神志不清，检查后发现是程度较重的中暑。

　　诊例二：女性患者，60 多岁，有糖尿病病史 20 年。因为怕出门上厕所不方便，所以很少喝水，晨起出门买菜，时间较长，出了不少汗，晕倒后进行急救，还发生心梗。

　　诊例三：王阿姨，60 多岁，生活节省，经常吃剩菜。就医后发现有胃肠道的感染症状，又出现了发热，白细胞计数较高。大便化验后发现是感染了冰箱里的李斯特菌。

　　主持人："诊例一中李大爷的情况是有糖尿病基础病，生活当中哪些行为是糖友们要警惕的？"

　　顾承东："在日常生活中，李大爷的做法挺常见的，类似还有在屋内没有降温设备的前提下紧闭门窗，认为自己身体虚刻意多穿衣服，夏天不开空调和电扇等。其实，这些都是在给糖尿病患者的病情火上浇油。"

主持人："为什么以上'捂'的行为对糖尿病患者来说是火上浇油？"

帅　瑛："糖尿病患者相对一般人对温度的感知不够灵敏。有一部分糖尿病患者的排汗功能和一般人也不一样，出汗与否是由自主神经来主动控制的。但糖尿病患者，尤其是自主神经功能出现问题的人，可能会有排不出汗的情况。这种情况下，没有汗液带走身体的热量，中暑的可能性就会很大。还有一部分患者是自主神经功能失调，不该出汗的时候出汗，集中大量出汗，这样在夏天也可能造成失水。如果不及时补充水分，会出现血液黏稠等相关问题。"

主持人："诊例二中的这位女性患者竟然发生心梗，这是因为什么？"

帅　瑛："因为身体有一个渗透压系统，如果严重失水，身体的血流开始出现变化，那么总的血流量就会减少。这时身体会想办法调节，会将有限的血液调到较重要的几个地方去，而糖尿病患者的血管状态往往不够通畅，血液浓度又高，就容易形成血栓。"

主持人："诊例三中这位阿姨节省省出病来了。"

顾承东："糖尿病患者的胃肠比正常人弱，更容易受到外界细菌的感染。李斯特菌是一种喜欢在低温下生长的细菌。一般家里的冰箱都有，它可以在 −20℃~ −18℃存活。所以如果把剩菜放在冰箱里 2~3 天，菌量大了之后再吃到身体里就会导致感染。进入人体后，它甚至可以突破大脑的屏障进入颅内，引起脑膜炎，危及生命。"

💊 **疗护指南**

1. 糖尿病患者的正确饮水法则

·一般情况下，喝白开水、茶水都可以。夏季高温出汗较多时，除了喝白开水、茶水，还可以加一些淡盐水做补充。

注意：不要喝饮料类的电解质水，因为它里面会添加蔗糖。

·建议糖尿病患者饮水时少量多次。一次过量饮水，会增加胃肠道和心脏的负担。每日饮水次数建议 5 ~ 8 次，每次大概 200 毫升。

注意：如果想喝 8 杯水，需要肾脏、心脏的状态都好。 如果肾脏、心脏都有问题，喝水量要减下来，遵医嘱。

2. 糖尿病低血糖与糖尿病中暑的区分

糖尿病低血糖	糖尿病中暑
出汗、乏力、心悸、饥饿感、神经质，脑损伤后出现颤抖和意识混乱、行为异常、视力障碍、木僵、昏迷和癫痫等	液体、电解质丢失相关的口渴、心慌、乏力、头晕、眼花、胸闷、耳鸣，体温调节失衡出现的出汗或无汗，体温升高、高热或昏迷

3. 糖友危险症状预警

夏日出现腹泻　　不明原因的发热　　胸痛（或附加呼吸困难）

注意：如果出现以上任何一种症状，请及时就医。

4. 糖友的冰箱里不要让这些东西剩下

· 喝剩的牛奶如果长期放冰箱，再次饮用时不加热，就易出现风险。

· 开了包装的香肠如果不加以封闭，最容易出现李斯特菌污染。

· 剩菜加热不要用微波炉，因为微波炉是不均加热，灭菌效果不好，最好用炒锅加热。

注意：李斯特菌在高温 70℃以上 2 分钟后才会被灭掉。

降压药备了很多，但就是控制不住血压

名医指导：程文立（首都医科大学附属北京安贞医院高血压中心主任医师）

医生在给高血压患者调整好降压药后，患者的血压一般都可以降得很稳定，血压也能控制得很好，但是有的患者血压会突然不稳定。很多人会有顾虑，是不是服用降压药时间长了产生耐药性了？答案是否定的，其实是患者自身的情况发生了一定的变化，并不是降压药不起作用了。这时候就要找找原因，是什么问题导致了血压的波动，导致降压药"不起作用"呢？

❀ 名医会诊

诊例一：戴先生，66岁。自从发现高血压后，每天都坚持吃一种降压药，早几年控制得非常好。可是最近病情变化了，收缩压总在150～160mmHg降不下来，自己偷偷加了药还是不行。

诊例二：男性患者，70多岁。晚饭后发生短暂性脑缺血，一只眼睛突然失明了，还有一侧肢体不灵活。这时收缩压飙升到180mmHg以上，含服了降压药硝苯地平，在很短时间内把血压降得很低，途中进展恶化，脑供血严重不足，险些送命。

主持人："诊例一中戴先生为什么有的药吃了一开始管用，但后来不管用了呢？"

程文立："因为在已知自己病情且努力治疗的高血压患者中，绝大多数人（约82%）都只用了单一的一种药。这个结论是依据国家级专项医学筛查项目得出的，这个项目涉及31个省（自治区、直辖市），35～75岁年龄段的170万特定人群。"

主持人："这就涉及联合用药的问题了。"

程文立："是的，因为高血压是一个慢性的、长期的疾病。早期轻型的高血压患者有可能用一种药就可以，但时间一长，大部分患者都要用两种或者两种以上的降压药才能使血压得到良好的控制。因此，不是说血压降不下来是某一种药的问题，而是我们没有科学用药。"

主持人："那怎样才是控制住了高血压呢？"

程文立："高血压患者需要把血压降到 140/90mmHg 以下，这才叫基本控制住了。"

主持人："但是为什么要吃那么多种降压药呢？是药三分毒，会不会有不良反应累加呢？"

程文立："不是说吃的降压药种类越多，不良反应就越多。事实上，如果降压药选择合理，其实吃的种类越多是正作用，相互促进，对应的不良反应会相互抵消。一类降压药往往只能阻断一种引发高血压的病因，高血压是由多因素导致的疾病，需要联合作战。"

主持人："如果把高血压比作一场持久又漫长的战争，用药就类似排兵布阵，海陆空配合才能取得胜利。五大类降压药（详见101页）能分别从不同角度达到降血压的功效。"

程文立："是的。这五大类高血压药物不仅仅能降血压，还对心梗、心衰、心绞痛、老年单纯性收缩期高血压、左心室肥厚、糖尿病、代谢综合征、快速性心律失常、糖尿病性肾病、蛋白尿等多种疾病具有预防和治疗的效果，所以当血压并不高，但医生却开了降压药，一定要谨遵医嘱，按时、按量服用。"

主持人："如果高血压没有得到有效控制，最危险的会发生什么？"

程文立："会发生中风。"

主持人："诊例二患者是什么情况，是中风了吗？"

程文立："这位患者是因为服药误区。舌下含服短效降压药是一件非常可怕的事情，问题就出在这个飞速下降的血压上，因为太快了，所以难以控制。舌下含服降压药和口服降压药完全不一样，口服降压药通过胃肠吸收，一般是服用后1～2小时作用达到高峰，一些长效的服用后甚至要4～6小时才达到作用高峰。但是舌下含服降压药包括硝苯地平，能够迅速地通过舌下毛细血管直接进入血液，在 2 ～ 3 分钟内就可以达到降压的效果，15 分钟左右就能达到作用的最高峰，可我们的大脑在这种情况下是需要一定供血的，因此非常危险。"

疗护指南

1. 一天之中取以下 3 个时段测血压才有价值

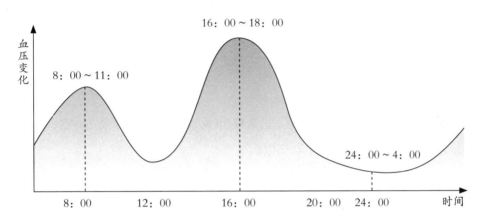

血压在正常生理状态下不是一条直线，而是"两峰一谷"。晨起后平缓上升，8：00 ～ 11：00 达到第一个高峰。午睡前开始下降，相对平缓，到 14：00 又开始缓慢上升，16：00 ～ 18：00 达到第二个高峰。20：00 点以后再逐渐下降，24：00 ～ 4：00 之间为明显低谷。

2. 临床上常用的五大类降压药

经过大规模的临床实验证明，确实能够降压又能够减少并发症发生、改善预后的降压药有五大类：两个 A，一个 B，一个 C，一个 D。

一般药物后缀是普利的，是 ACE 抑制剂（ACEI）；药物后缀是沙坦的，是血管紧张素 Ⅱ 受体阻滞剂（ARB）；药物后缀是洛尔的，是 β 受体阻滞剂（Beta blockers）；药物后缀是地平的，是钙通道阻滞剂（CCB）；药物后缀是内酯的，是利尿剂（Diuererics）。

这五大类降压药基本上可以解决所有高血压患者的血压过高病情。

3. 高血压患者专属服药安排

· 短效降压药服用后 1~2 小时作用达到最大。短效降压药如果一天吃 2 次，选择在两个高峰之前 1~2 小时吃，比如早上。如果为了降低峰值，就要提前 2 小时，大约在 6：00 左右吃。如果一天吃三顿，7：00~8：00 吃，12：00 左右吃，20：00~21：00 吃。

· 长效降压药可以在 24 小时内达到平缓降压作用，所以 6：00 吃 1 片即可。

4. 控压养生菜

无油茄子

☺食材

长茄子 500 克、鸡胸肉 300 克、玉米粒 50 克、面粉少许、芹菜 200 克、盐 5 克、鸡蛋 2 个、葱 3 克、生姜 3 个、胡椒粉 3 克。

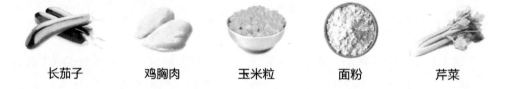

| 长茄子 | 鸡胸肉 | 玉米粒 | 面粉 | 芹菜 |

☺做法

（1）把长茄子带皮切成薄片，撒少许盐，待用。

（2）将鸡胸肉搅成肉馅，少加水，制成干馅后再加 1 个鸡蛋，增加口感。

（3）往肉馅里加入少许葱、生姜、盐、胡椒粉、玉米粒，搅拌均匀。

（4）将肉馅卷到茄子片里，用食用胶水封口（鸡蛋液 + 面粉 = 食用胶水）。

（5）封口一面朝下，依次放入平底锅中中火煎熟。

（6）芹菜用刮皮器刮出薄长片，放水中抽卷状，将煎好的茄子卷放置在卷圈中，即可出锅。

☺功效

这道菜中一滴油也没有。玉米粒含丰富膳食纤维，对于控制血脂、血糖有好处；长茄子含有维生素 P，能与维生素 C 协同保护血管的弹性，紫色的茄子皮含有抗氧化物质花青素；芹菜富含钾和膳食纤维，是降压的有利食材。

什么样的高血压是可治愈的

名医指导：蔡　军（中国医学科学院阜外医院高血压中心主任医师）

　　　　　　温绍君（首都医科大学附属北京安贞医院干部保健科研究员）

　　在我国，可治愈的高血压患者群体数量庞大，约有 2 000 万人。遗憾的是，很多人并不知道自己的高血压是可以治愈。而这种高血压有着非常明显的特征，就是药物控压难，甚至有一种高血压服用三种药物都控制不住。究竟难控制到什么程度？又有什么具体办法能让我们早点发现和预防这种高血压呢？

✿ 名医会诊

　　诊例一： 郭叔叔，有高血压病史 30 年。1997 年脑出血，出院后血压忽高忽低，最高的时候为 210/130mmHg。2000 年发生第二次脑出血。2003 年和 2010 年又出血两次，第四次之后说话不清楚，走路也不利索了。长期高血压出现了肾动脉狭窄、高血糖、冠心病等并发症。

　　诊例二： 李先生，38 岁。2016 年饮酒后感到不适，急诊血压值 170/120mmHg，吃降压药。2017 年测血压 180/140mmHg，连续测血压 4 天，结果都差不多，左手麻明显，全身酸痛。2018 年从楼梯上滚下来，左腿无力至无法行走。

　　主持人："听说降压药一吃就是一辈子，是这样吗？"

　　蔡　军："大部分原发性高血压需要一直服药，但有很多高血压能够找到病因，所以是能治愈的。"

　　主持人："那高血压患者应该去做哪些检查？"

　　温绍君："被确诊为高血压后，要做 4 项检查：心电图、心脏彩超、血生化和尿常规。"

主持人："很多人都觉得只要会用血压计，就可以看出自己是不是高血压了，为什么还要做这么多检查呢？"

温绍君："医生诊断的时候是依靠血压计，它只是助手，如果单纯依靠血压计来诊断是否是高血压，在不知病因的前提下随便吃药降压，有可能会损伤自己。"

主持人："吃药但又控制不好，会造成严重的后果。我们先分析一下诊例一中郭叔叔的案例。"

蔡　军："郭叔叔的肾动脉因为高血压长期控制不好，所以已经导致了血管损害。肾脏中段位置也已经出现了狭窄，可能会出现偏瘫、吞咽障碍、运动障碍之类的问题。而且，他还有冠心病的状况，心脏负荷很重，心脏会逐渐肥大，到晚期就会出现心脏衰竭。"

主持人："可治愈的高血压有什么样的特点？"

蔡　军："第一个特点是用药物难以控制。这种高血压的患者一般吃三种不同作用机制的降压药，但还是降不下来。从郭叔叔的 CT 中可以看出，他的肾上腺变成一个腺瘤了。肾上腺在我们身体里非常重要，分泌着很多激素，其中与血压关系最大的就是醛固酮。肾上腺出现腺瘤后，会分泌很多不受抑制的醛固酮，导致身体里的钠增加，进而引起水重吸收增加，血压就会升高，这种疾病叫作原发性醛固酮增多症。"

主持人："我们再来看看诊例二中这位 38 岁小伙子的情况吧。"

蔡　军："醛固酮过度分泌引发的高钠血症与低钾血症有关，可治愈的高血压的第二个特点就是合并低血钾。"

主持人："这个合并低血钾有可能会出现哪些症状呢？"

蔡　军："可能出现的症状很多，比如食欲不振、口渴、四肢麻木、全身疲乏、嘴苦、心慌、嗜睡、小便多、全身酸痛等。"

主持人："那么，究竟怎样才能彻底治愈高血压呢？"

蔡　军："可以采取一种简便的微创手术，在一天内实现逆转。通过手术把肾上腺的腺瘤切除，高血压就可以恢复正常了。"

🌿 疗护指南

1. 引发高血压的三大因素

第一，血管壁松紧。血管管径和血压是成正比的，如果血管变细了，压力就会变大。老年人的血管变细、变硬后弹性消失了，没有缓冲能力，压力就会升高。

第二，心脏泵速加快。心脏每跳一下，泵出来的血流量是一定的，跳得越快血液越多，血管里的压力就越大。测脉搏的时候一定要在安静的情况下，60～80次/分钟比较合适。

第三，血管里的液体量。血管里的液体比较多或者血液黏稠度不够，都会造成血压升高。

2. 血管弹性自测方法

·具体操作方法：用血压计测量血压，高压减去低压会有一个脉压差，这个脉压差在 40～60mmHg 是正常的。

·如果是老年人，60 岁以上脉压差超过 60mmHg，说明动脉硬化已经开始了。例如老年人高压 160mmHg，低压 70mmHg，这种情况就是高血压，同时动脉硬化，他的血管一定出现了硬化和狭窄。

3. 降压药的选择方法

降压药不是患者自己选，而是医生根据具体病情开的。60 岁以上的老年人早上起来吃降压药前要先测血压，以这个血压值为参考，来决定当天的服药剂量。比如晨起血压 140/80mmHg，平日吃 1 片，现在情况一致，依旧吃 1 片。特别是天气冬天太冷或夏天太热的时候，有可能血压会升高，达到 160/90mmHg，这时需酌情将药量增加，加半片即可。到晚上再测血压，如果血压偏低了，可以加四分之一片，如果再低可以停加一次。

注意：如果早上测了血压后数值还可以，但到晚上血压又高上去，这就不正常了，这时候就要考虑背 24 小时血压监测仪，进行一整天的血压监测。

4. 原发性醛固酮增多症可能发生在这些患者身上

- 收缩压大于 160mmHg，在吃药的情况下仍在 150mmHg 的患者。
- 难治性的高血压患者，吃了 3 种以上的降压药都无法降压。
- 发病年龄比较早的患者。50 岁之前发病，且有脑出血。
- 睡觉打呼噜，合并有睡眠呼吸暂停综合征的患者。
- 有醛固酮增多症家族病史的患者。
- 出现低血钾症状的患者。
- 存在肾上腺意外瘤的患者。

5. 控制茶饮

三花降压茶

❀ 茶方

菊花 10 克、金银花 10 克、葛花 10 克。

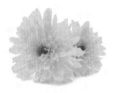 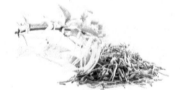 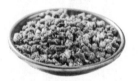

| 菊花 | 金银花 | 葛花 |

❀ 用法

沏茶饮。

❀ 功效

此茶方中，金银花中的绿原酸可以有效保护血管内膜，辅控血脂；葛花对高血糖患者尤其有利。

❀ 名医叮嘱

此茶方为一天的量。此茶方对夏季控压有力，但不适合大便不成形、经常腹泻的人群。

你的血压真实吗

名医指导：陈伟伟（中国医学科学院阜外医院心血管科主任医师）

　　　　　于宝成（中国人民解放军联勤保障部队第九八〇医院老年医学科主任医师）

　　血压关乎生死，尤其是对于多病共存的老年人。降压是一件麻烦的事情，很多人的血压都量不准，量不准血压就无法准确有效的降压。为什么那么多人都得不到真实血压呢？有没有更加准确测量血压的方法和仪器呢？

❀ 名医会诊

　　诊例一：女性患者，50岁。自己在家测量血压基本都正常，去医院测量血压，结果是高血压。

　　诊例二：魏阿姨，50多岁。高血压患者，平日测量的血压值忽上忽下。降压药在吃，但因为血压值一直波动，也看不出药的效果到底怎样。

　　主持人："为什么自己在家量血压不高，医生量就高，诊例一的情况常见吗？"

　　陈伟伟："这一现象被称作白大衣高血压。在高血压人群里，有高达15%的人属于白大衣高血压。"

　　主持人："那在这种情况下的人是正常血压吗？"

　　陈伟伟："自己量血压没有那么高，只要医生、护士量就比实际血压值高。这种情况下，如果用降压药可能会导致剂量用多，所以这几年出台了血压测量指南，鼓励所有高血压患者开展家庭制测血压。这个指南定义很准确，自己测量的血压比医生、护士测的血压更准确、更可靠、更有参考价值。"

　　主持人："测量血压的数值波动和什么有关系？"

　　陈伟伟："大部分和被测量人的心理活动有关，据调查显示，52%的人测量的血压值被高估,这不是一个小概率。"

主持人:"医生、护士量不准,自己也量不准,那真实血压的测量方法到底是什么呢?"

陈伟伟:"白天的血压和夜间的血压是有明显差异的。一般来说,白天血压要高于夜间血压。夜间休息,心脏做功不那么费力,不需要太高的压力去输送氧气,所以血压会低一些。"

主持人:"那夜间的血压状态有价值吗?"

陈伟伟:"实际的血压状态不是你工作状态下的血压,也不是白天的血压,而是夜间睡着以后的血压。夜间血压水平的高低与你会不会发生脑梗、心梗关系更为密切,与你是不是会发生高血压性心脏病、发生动脉硬化也更为密切,这一点医学界是有共识的。"

主持人:"自测血压的时候怎样才能获得相对真实、可靠的血压值?"

陈伟伟:"其实是有一个稳定值的,诊例二中魏阿姨可以这样测。所谓稳定值就是连续测量 5 次,每次间隔一分钟,舍去第一次测量的结果,从第二次到第四次或者第五次血压,直到血压值趋于平稳,上下差在 5mmHg 之内,这才是真实的血压情况,也就是稳定值。然后,用稳定值来评估平时用药的效果。"

主持人:"那对于多病共存的老年人,该如何在获得真实血压的基础上找到控压的平衡点呢?"

于宝成:"多病共存的老年人和只有高血压表现的患者是不一样的,多病共存的老年人的血压状态是不能降到正常范围以内的。"

主持人:"为什么呢?"

于宝成:"因为中老年人的高血压随着年龄的增长逐渐发生喇叭形的血压变化(如下页图所示),主要是因为动脉硬化导致收缩压的明显上升。大脑是由收缩压供血的,大脑在逐渐适应这个过程之后如果降到正常值,反而会引发脑灌注不足,发生危险。"

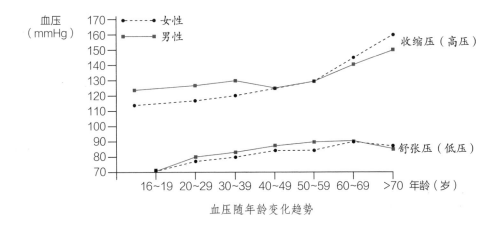

血压随年龄变化趋势

💊 **疗护指南**

1. 辨别高危血压方法

·晨峰现象：夜间睡着以后血压是最低水平，早上醒来后 1 小时的平均值有大幅度的、快速的上升，只要这个上升的幅度超过 35mmHg，就认为这个人存在着晨峰现象。

·晨峰现象的危险性在于，人从睡眠到清醒状态是内环境剧烈的变动过程，如果这个时候还发生血压的大幅度波动，就很有可能使我们的靶器官受到损伤，发生心血管意外的风险很大，所以心绞痛、心梗或者中风发生在早晨与晨峰现象是有关系的。晨峰现象的发现是非常具有临床意义的。

2. 辨别夜间高血压的方法

选择在以下两个时间点测量血压，可以预知是否有夜间高血压。

·早上醒来 1 小时内测量血压。

·睡觉前 1 小时内测量血压。

3. 高血压患者如何选择、使用食用盐

·血压数值波动性大、血压失去正常节律的高血压患者，建议吃加钾的低钠盐。钾对有效维持心脏血管机能十分重要，同时还是维护机体内环境酸碱、电解质平衡的元素。

·具体方法：推荐星期一到星期五吃钠盐，周末两天吃钾盐。

注意：无论是钾盐还是钠盐，每天都要控制在 5 克以内。

4. 适合血压忽高忽低且睡眠不好患者的茶饮

三味代茶饮

☯茶方

菊花 3 克、罗布麻 3 克、石斛 3 克。

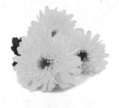 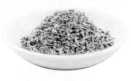 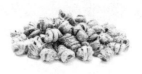

| 菊花 | 罗布麻 | 石斛 |

☯用法

沏茶饮。

☯名医叮嘱

每天喝，一般 3 个月后开始有效果。

吃了就困，是低血压吗

名医指导：乔薇（中日友好医院保健一部主任医师）

我们知道高血压是引起中风的罪魁祸首，但对于低血压的危害却知之甚少。其实，低血压也是诱发中风的主要危险因素。据国内外医学统计资料显示，脑血管意外大约有五分之二是由于低血压导致，因此对低血压千万不可掉以轻心。低血压值如何判断？低血压与五脏六腑中哪个脏腑的关系最为密切？低血压最易出现在一天中的什么时候？

❈ 名医会诊

诊例一： 男性高血压患者，50多岁。平时吃三种降压药。有一天他衣服穿得有些厚，感觉头晕、眼花，以为是血压上升，就含了1片短效降压药。含完后却更难受了，头晕得更厉害，眼前一片黑，右侧肢体动不了了，送医就诊发现血压非常低，为65/40mmHg。

诊例二： 于奶奶，80岁。有冠心病和脑缺血病史，日常洗澡时低头洗头就会晕倒。自己没办法起身，送医急救，确诊为直立性低血压。

主持人："以前说餐前、餐后都是指血糖，那血压值在餐前、餐后有什么不同的意义呢？"

乔　薇："一般来说，吃完饭后血压可以有一个小幅度的上升，但是最担心的是餐后低血压，因为这种病老年人比较多见，且危害比较大，大家又不容易注意到。"

主持人："低血压也可能发生在高血压患者身上吗？"

乔　薇："诊例一就是这样。他的脑梗是直接与低血压相关的，而且就诊时发现他有颈动脉狭窄，说明平时脑部供血就不够。这种高血压应该是和其他的高血压降压目标不一样，不能降得太低，要维持在一个正常高值的水平上。"

主持人："这位患者饭后头晕，就以为是高血压的头晕。"

乔　薇："关键是他没有测量血压。没有测量就以为是高血压引起的，这很危险。"

主持人："很危险的地方对大家来说也很难把握，高血压会头晕，低血压也可能会头晕。"

高血压头晕	低血压头晕
波动性的头痛、头晕	眼前发黑，头晕无力， 表达障碍，还可能发生摔倒

主持人："还是有很多方法能判断是不是餐后低血压。那什么血压幅度可以判断是餐后低血压？"

乔　薇："吃完饭后每隔 15 分钟测一次，测到 2 小时为止，选其中最低的那一次和餐前血压进行对比。"

主持人："说完餐后低血压的判断标准，再来看看诊例二中于奶奶这种情况又是怎么回事？"

乔　薇："在于奶奶的发病过程中，她躺着时血压是相对平稳的，站起来时血压有些降低，这是因为机体反应缓慢，血液供求不及导致，所以发生了直立性低血压。"

主持人："什么是直立性低血压呢？"

乔　薇："身体血压调节跟不上动作的改变，造成了低血压的发生，这种由于体位改变造成的低血压就称为直立性低血压。这类患者需要 3 个 30 秒：放缓行为节奏，比如想要起床上厕所，先躺床上不要着急，缓 30 秒；坐起身后再缓 30 秒；站起来之后原地不要动，再缓 30 秒，然后迈步。通过缓慢的体位变换过程使自己的身体适应这种变化。"

🏺 疗护指南

1. 普通的犯困和餐后低血压引起的犯困如何区分

如果餐后血压符合以下 3 条中的任意 1 条，即可诊断为餐后低血压。

· 餐后 2 小时内收缩压较餐前下降 ≥ 20mmHg。

· 餐前收缩压 ≥ 100mmHg，而餐后收缩压 <90mmHg。

· 餐后血压下降未达到上述标准，但临床上出现头晕、晕厥等症状。

2. 正确测量餐后血压的方法

血压下降一般在进餐后 15 ~ 30 分钟开始，最快可在进餐后即刻发生，通常 30 ~ 60 分钟内降至最低点，持续 30 ~ 120 分钟，下降幅度 20 ~ 40mmHg 不等，最大可达 90mmHg 以上。所以测量餐后血压，选取的时间是从进餐前 15 分钟空腹测量一次，吃第一口饭开始计时，每 15 分钟测量一次，持续测到餐后 2 小时。

3. 六种方法预防餐后低血压

方法一：避免单一碳水化合物进食，增加蛋白质等营养物质，采用混合饮食。

方法二：少食多餐。

方法三：避免温度过高的饮食。

方法四：在医生的指导下，调整影响血压药物的服药时间，在两餐之间服用降压药物，特别是降压药、硝酸酯类药物等。

方法五：高龄老年人餐后 2 小时内应尽量避免进行各种负荷运动，对于出现症状的患者还是主张平卧休息，可降低跌倒的风险。

方法六：必要时，可以在医生的指导下谨慎使用阿卡波糖等药物治疗。

4. 颈动脉狭窄患者的血压界定

颈动脉狭窄导致进入大脑里的血少，需要将血压稍微调高一点，压力大一点，能挤上来更多血，脑缺血才能缓解。所以一般人收缩压超过 140mmHg 就界定为高血压，但有颈动脉狭窄的患者可以把收缩压调整到 150mmHg。

血压的特殊预警信号，你接收到了吗

名医指导：王暴魁（北京中医药大学东方医院肾病科主任医师）
秦　岩（北京协和医院肾内科主任医师）

近年来，高血压导致早期肾病和终末肾病的发病率都在呈逐年上升的趋势。高血压造成的肾脏损害以 50 岁以上人群多发。一位高血压患者住进医院，医生通常十分关心他的肾功能是否受损。高血压是怎样导致肾损害的呢？我们怎样做才能更早发现、更早预防肾损害呢？

❀ 名医会诊

诊例一：男性年轻患者，30 多岁。夜间起夜小便，一个多小时一次，睡不好。后发现是高血压肾病早期。

诊例二：徐阿姨。2002 年发现肾病，然后发现血压异常。开始尽量控制血压，后来肌酐值很高，2012 年进一步发展为尿毒症。2017 年某天感觉憋气，呼吸困难，急诊入院，诊断为心梗。

诊例三：年轻女性患者，28 岁。白天血压值正常，夜间血压值明显升高。属于肾病早期，后及时介入治疗，病情稳定。

主持人："临床上关于高血压肾病的病例很多，那高血压和肾病的关系是怎样的？"

王暴魁："高血压和肾病的关系密切，患有高血压 5 年以上患者 25% 会出现早期肾损害，18% 会出现肾功能不全。"

主持人："比例不低，是不是因为早期没有症状，所以容易被忽视？"

王暴魁："高血压肾病和普通肾病的不同在于症状少。很多人以为上了年纪就会起夜，所以不在意，实际上那是早期肾损害的主要表现。所以，有高血压的时候不要忽略肾脏的检查和治疗，比如诊例一就是这种类型。"

主持人："那像诊例二中徐阿姨这样严格控压，却发生了严重的并发症，又是什么原因呢？"

秦　岩："徐阿姨的问题在于血压上，她属于特殊的血压失控。这种特殊的血压失控是心、脑、肾早期病变的信号。还有一种特殊的血压失控是急性心梗、脑梗发作的信号，如果捕捉到这种特殊的血压失控，可以帮助我们解决很多问题。"

主持人："我们给徐阿姨做了 24 小时血压监测是吗？"

秦　岩："是的，在她的 24 小时血压监测里，日间时，徐阿姨的血压就像记录的一样，都在 100 ~ 140mmHg 之间，比较正常，但夜间的血压也在 140mmHg 左右（如下图所示）。按照夜间血压的定义，超过 120/70mmHg 就是血压升高了。血压曲线也由勺型血压变成了非勺型血压，这就是问题的关键。"

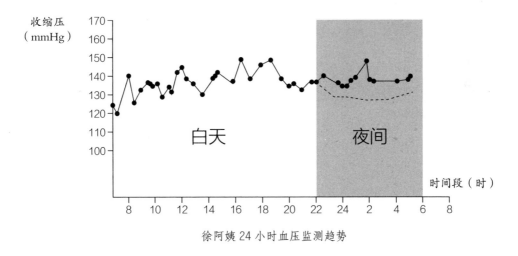

徐阿姨 24 小时血压监测趋势

主持人："那诊例三中 28 岁的患者是什么情况呢？"

秦　岩："通过食物摄取的钠参与人体代谢后，会通过尿液排出，而肾脏主管尿的排泄，肾脏受损会导致钠无法正常排出，这时人体自我调节机制就会通过升高夜间血压来帮助排出多余的钠，因此夜间血压升高，其实是肾病的报警信号。"

🌿 疗护指南

1. 高血压肾病的表现

高血压肾病分为良性和恶性，当低压持续高于 130mmHg 的时候是很危险的，如果不及时治疗，就可能会导致急性肾衰竭，即恶性高血压肾硬化症，可能造成死亡。但大部分患有高血压的人是良性高血压肾硬化症，这种病早期会出现夜尿增多，但又不会出现像慢性肾病早期的水肿、泡沫尿等症状。

2. 高血压肾病患者的日常生活法则

日常生活方面应保持"冷面、温齿、热足"。

· "头为诸阳之会"，冷水洗脸对大脑有较强的兴奋作用，可以促进面部的血液循环，增强机体的抗病能力。

· "齿为骨之余"，而肾主骨生髓。冬季寒冷，保持牙齿的温润对肾脏有益，因此从某种意义上讲，保护牙齿就是保护肾脏。口腔内的温度是恒定的，牙齿和牙龈的温度在 35℃ 左右，才能进行正常的新陈代谢。

· 足部位于肢体末端，又处于人体的最低位置，离心脏最远，血液循环较差。常言道"寒从脚下起"，因脚远离心脏，供血不足，热量较少，保温力差，所以每晚还应坚持用热水洗脚，可以促进全身的血液循环，增强机体防御能力，消除疲劳和改善睡眠。

3. 适合高血压肾病患者的泡脚外洗方

🌀 药方

决明子 100 克、杜仲 50 克、桑寄生 50 克。

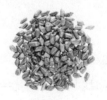
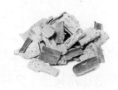
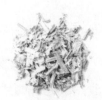

决明子　　　　　　　　杜仲　　　　　　　　桑寄生

⊛做法

用 1 000 毫升水泡以上 3 味药材半小时左右，再用火煮开。水开煮 20 ~ 25 分钟后，将药水倒入备好的洗脚盆或桶里，水温保持在 40 ~ 50℃ 即可。使用的前两周每天泡用，后面可酌情隔一两天泡一次。

⊛功效

此方中的决明子有降压作用；杜仲能补肾；桑寄生能养血。此方适用于高血压患者，尤其是高血压肾病患者，没有高血压症状的人不宜使用。

4. 长期刮痧，辅助降压

刮痧是通过刺激毛细血管，使大血管中的血液得到疏解，从而起到降压效果。

⊛工具

刮痧板、刮痧油

⊛方法

（1）在脊柱两侧旁开 1.5 寸的两条足太阳膀胱经涂抹刮痧油，取足太阳膀胱经的肺俞穴到肾俞穴涂抹。

（2）然后用刮痧板与皮肤呈 45° 角，从上向下刮拭。先轻后重，以耐受为度，不需要非常用力，每条足太阳膀胱经刮 20 次左右即可。

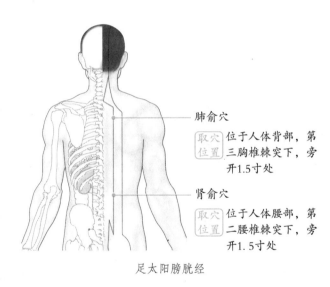

肺俞穴

取穴位置 位于人体背部，第三胸椎棘突下，旁开1.5寸处

肾俞穴

取穴位置 位于人体腰部，第二腰椎棘突下，旁开1.5寸处

足太阳膀胱经

⊛功效

刮拭背部足太阳膀胱经就能起到调理脏腑、辅助降压的作用。而且刮拭足太阳膀胱经还有调理内脏的作用，可以坚持长期刮痧。

血脂降下去又升回来，总失败是怎么回事

名医指导：**张能维**（北京世纪坛医院肥胖与代谢病中心主任医师）
洪忠新（首都医科大学附属北京友谊医院营养科主任医师）

相信很多朋友都面临着血脂异常的问题，或许听过无数医生的建议，按时服药、积极运动，甚至只吃素不吃肉，但效果往往只是暂时的，稍不留神，血脂又升上去了，体重也很难控制，这背后究竟是什么原因？体重调整下来后多久才算稳定呢？

❋ 名医会诊

诊例一：肖女士，50多岁。身材消瘦，高脂血症20多年，现为脑出血，报病危。救过来以后，近几年心脏功能又出现了一些问题。

诊例二：何先生，发病时38岁。曾经体重140千克，高脂血症、高尿酸血症、高血糖等疾病困扰多年，甘油三酯8.6mmol/L。2016年12月就医，在医生的合理治疗下，他的血脂、血糖、尿酸等指标都恢复到了正常水平。

主持人："一般认为，高脂血症是胖人的'专利'，较瘦的人不会得高脂血症，是这样吗？"

张能维："高脂血症不是胖人的'专利'，瘦人也会有。"

主持人："那像诊例一中肖女士这种看起来很瘦的人，脂肪从哪里来的呢？"

张能维："我们日常吃到体内的东西，只要当天没有被消耗掉，最后都会以血脂的形式储存起来，脂肪、血脂就这样被储存在了皮下。"

主持人："再看诊例二中何先生这个病例，虽然他最后成功控制了，但前期血脂、血糖和尿酸等也降不下来，这种情况多吗？"

张能维："临床上，体重超重的高脂血症患者减肥失败是很常见的。"

主持人："导致体重降不下来的重要原因是什么呢？"

张能维："是体重调定点。我们每个人的体内都有一个体重控制系统，控制着机体的能量平衡。人体内脂肪含量的多少、体重的变化都由这一控制系统进行设定和调节的，因此降脂失败、减肥失败等原因都与'体重调定点'密切相关。"

主持人："体重调整下来大概要多久呢？"

张能维："想要身体重新接受降低后的体重调定点，至少要坚持半年。"

主持人："女性更容易胆固醇高吗？"

洪忠新："绝经以后，女性的发病率要比男性高，女性更容易得高胆固醇血症。任何人都可能会发生心梗，但如果脂质代谢紊乱，心梗的发病率是普通人的4~6倍。"

主持人："那生活中每天摄取的胆固醇量多少是安全的？"

洪忠新："没有任何慢性病的正常人，一天饮食里允许摄入600~800毫克胆固醇。如果有慢性病，胆固醇的摄入量要严格限制，每天应该在300毫克以下。"

主持人："胆固醇高了很危险，那一直是低数值会怎么样？"

洪忠新："胆固醇低了同样也存在问题，因此胆固醇在细胞膜上必须是一个合适的量。胆固醇和免疫功能有着重要的关系，胆固醇太低，身体对疾病的抵抗力就很差。"

健康小贴士

血清总胆固醇升高，尤其是低密度脂蛋白胆固醇升高会增加冠心病的危险性。

🍵 **疗护指南**

1. 从高胆固醇到心梗

血管内皮是由细胞膜、细胞质和细胞核组成的。细胞膜上有胆固醇，如果细胞膜上的胆固醇高，细胞膜的流动性和稳定性就会变差，整个血管内皮的功能就会受到影响。血管内皮受到损伤的时候，舒张血管的功能就会下降。血管总是处于收缩状态，就会导致心肌供血、缺血发生一些改变，出现心梗、血栓的情况。

2. 有利于降低"体重调定点"的食材

肌酸+高钙+低热	减重减脂的比例
牛肉、芥蓝、紫甘蓝、圆白菜、大头菜，不能有主食	大量的肌肉 + 有一些脂肪 + 近乎零主食（米饭 50 ~ 100 克的量）

注意：以上只对体重超重 10 千克以内的患者，如果超重过多，建议考虑手术。

3. 高血脂的中老年人减肥原则

· 坚持锻炼，维持中等运动量。

· 根据肥胖状况，适当降低主食量。

· 注意总热量，控制高碳水化合物、高热量的食物。

· 减肥期间要保证碘的足量摄入，维持正常的代谢。

· 中老年人各种代谢反应慢，容易进食过量，可安排一日多餐。

4. 利于血脂调控的中老年人饮食法则

· 选用精瘦肉提供蛋白质。

· 多摄入蔬菜类的、高纤维素饮食。

· 减少总热量，同时减少脂肪的摄入，远离肥肉和动物内脏。

· 将炒菜换为蒸菜。

给血管倒倒垃圾：清理胆固醇

名医指导：芦燕玲（首都医科大学附属北京安贞医院健康体检中心主任医师）
李建军（中国医学科学院阜外医学心血管代谢中心主任医师）

　　拿到一份化验报告单，我们究竟该从何看起？即使化验单上的数值在正常范围，也不代表万无一失。血液化验报告单上的 4 个指标出现异常时，会对我们的身体造成什么样的危害？清洁血管的方法有哪些？生活中有助于降低血脂的食物到底是什么？

❀ 名医会诊

　　诊例一： 8 岁小患者。出生时脸上就开始长黄色瘤，然后血液里低密度脂蛋白胆固醇是正常人的 6 ~ 7 倍，血管很快就堵塞了。经过血液净化后降下来了，通过药物治疗，第一次发病抢救过来，第二次心梗，不幸离世。

　　诊例二： 年轻女性，20 多岁。经历了整整 3 小时的全身大"换血"，换了三次 4 600 毫升的全身血液才保住生命，就是因为血管中的低密度脂蛋白胆固醇超标 5 倍，血管几乎被堵死。

　　主持人："诊例一中 8 岁小患者的病例里出现的这种血是什么？"
　　芦燕玲："这种血下面是血液，上面像漂浮着一层油脂。血浆的颜色呈乳白色或混浊状，即乳糜血，表示血液中含有高量脂肪。"
　　主持人："那这种血是血液里的'头号杀手'吗？"
　　李建军："血液里的'头号杀手'就是低密度脂蛋白胆固醇，也就是诊例二中的这种。低密度脂蛋白胆固醇会直接导致心血管疾病的发生。普通人的低密度脂蛋白胆固醇不超过 3.4mmol/L，如果高于普通人的 3 ~ 7 倍，就有可能属于家族性高胆固醇血症，一定要及时就医。"

主持人："那不会看体检报告中的这些指标怎么办？"

芦燕玲："有一个可以更早反映血脂异常的指标——载脂蛋白，它是血液里的中间指标。因为胆固醇不能独立存在于血液里，它需要和载脂蛋白结合才能在血中进行运输。当载脂蛋白增加到一定程度，不能继续增加时，就会导致我们血中的胆固醇升高。"

主持人："那大概多少岁的人需要做这个检查呢？"

芦燕玲："50 岁以上的中老年人就应该开始做这项检查了，因为他们心脑血管病的发病率要比年轻人高 5～10 倍。"

主持人："明白了，载脂蛋白需要查一查。那上面两个病例中提到的低密度脂蛋白胆固醇严重超标，这又是什么？"

李建军："低密度脂蛋白胆固醇是人体内含胆固醇最多的一种胆固醇，它实际上是以颗粒的形式在血液中流动的。低密度脂蛋白颗粒里含的胆固醇量高了以后，就会沉积到血管壁，然后引起血管的堵塞，造成脑梗、心梗等。"

主持人："我们要如何知道低密度脂蛋白胆固醇在自己身体里的真实状态呢？"

李建军："在我们拿到的血液化验报告单上，有 4 个和血脂有关的指标，分别是低密度脂蛋白胆固醇、高密度脂蛋白胆固醇、总胆固醇、甘油三酯。其中，一旦有向上的箭头，需要赶紧去医院。如果高密度脂蛋白胆固醇是向下的箭头，说明它下降了，也需要去找医生，看看如何治疗。"

主持人："那反过来，如果血液化验报告单上一切正常，没有箭头就说明身体健康吗？"

李建军："即使化验报告单上的低密度脂蛋白胆固醇在正常范围，也不代表万无一失。具体的控制标准后面会具体列出。"

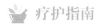 **疗护指南**

1. 血管动脉硬化的危险等级

·如果危险等级少于两种，并且低密度脂蛋白胆固醇不超标，那就属于低中危人群，低密度脂蛋白胆固醇要控制在 3.4mmol/L 以下。

·如果危险等级多于两种，并且低密度脂蛋白胆固醇超标，就属于高危人群。低密度脂蛋白胆固醇要控制在 2.6mmol/L 以下。

·如果已经有心血管疾病，或者低密度脂蛋白胆固醇高于 4.9mmol/L，那就属于极高危人群了，低密度脂蛋白胆固醇要控制在 1.8mmol/L 以下。

注意：根据每个人不同的情况，需要在医生的指导下进行治疗。

2. 预防和降低低密度脂蛋白胆固醇的方法

不同危险等级的人群对低密度脂蛋白胆固醇的要求不一样，要遵循医嘱，科学地服用他汀类药物。

医学专家提醒：他汀类药物终身服用的好处远远大于它的不良反应。胆固醇是身体自己合成的，哪怕不吃饭，它也在肝脏里悄悄地合成着。这个时候如果不吃药，那么就会堆积起来了，又会升高，所以所谓正常了以后不吃药是一大误区。

3. 哪些人有必要做载脂蛋白检查

·男性 60 岁以上，女性 55 岁以上。

·肥胖。

·有高血脂家族史。

·运动少。

·经常熬夜，生活不规律。

4. 高脂陷阱类水果热量排行榜

下图中带星号的两种水果属于高脂肪、高热量的，尤其应当注意。牛油果的脂肪含量13.3克／百克，一个牛油果相当于2.34碗米饭；榴莲的脂肪含量达到5.33

克／百克，一块 200 克的榴莲相当于 2.5 碗米饭。此外，核桃、杏仁类坚果也属于高脂患者不宜的零食。

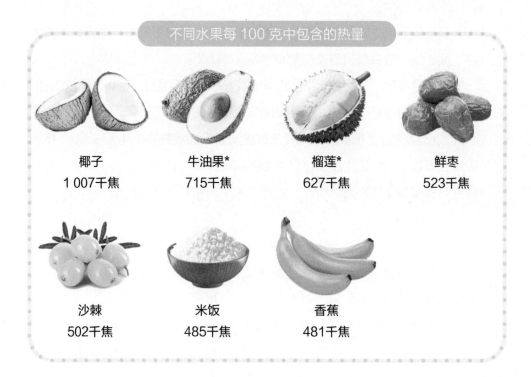

不同水果每 100 克中包含的热量

椰子	牛油果*	榴莲*	鲜枣
1 007千焦	715千焦	627千焦	523千焦
沙棘	米饭	香蕉	
502千焦	485千焦	481千焦	

控好血脂才能安心

名医指导：王红石（首都医科大学附属北京朝阳医院心脏中心主任医师）
刘丽宏（首都医科大学附属北京朝阳医院药事部主任医师）

爱美之心人人都有，但上了年纪就会发现高领的衣服穿不了，因为脖子粗了。造成脖子变粗的原因有很多，但是有一种脖子变粗和可怕的心梗竟然密切相关。究竟什么样的脖子变粗跟心梗有关？怎样才能有效降脂？面对多种他汀类药物该如何选择最适合自己的呢？

❉ 名医会诊

诊例一： 女性，60 多岁。腰围变粗，体重指标（BMI）32kg/m^2，脖子变粗 41 厘米，检查发现高血脂。

诊例二： 男性患者，45 岁。身高 170 厘米，体重 85 千克，颈围 39 厘米，突发间断性心区不适，自己含服硝酸甘油应付了过去，没再关注。后来再次发病持续 10 多分钟，检查造影发现前降支的狭窄在 90%，甚至还要严重，远端的血流已经不充分。安装了支架后，血流恢复。

主持人："诊例一中脖子粗和心梗有关系吗？"

王红石："关于血脂代谢异常、血脂高这类问题，经常被关注的有体重增加、腰围变大、眼睑部位的黄色瘤、耳部的皱褶等，这些都是血脂升高在人体上产生的现象。现在脖子变粗、颈椎变大，也是提示血脂升高、血脂代谢异常的指标之一了。"

主持人："那脂肪为什么会选择在颈部堆积呢？"

王红石："因为全身脂肪分布是有一定规律的，肥胖体脂增加的时候，腹围会明显增加，是因为腹部比较疏松，皮下脂肪容易堆积。颈部也是一样的，颈部皮下组织较疏松，容易形成脂肪堆积。"

主持人："颈围增大是不是心脑血管病的预警信号？"

王红石："诊例二中这位男性患者，如果提前知道颈围的意义，确实会有警惕心。但不是所有的颈部变粗都是心血管疾病的预警信号，因为颈部变粗还有其他的一些疾病，比如甲状腺疾病、组织肿胀等。"

主持人："说到药物，不得不说的常用药物是哪种？"

王红石："90% 以上的患者都在用他汀类药物。"

主持人："在他汀类药物的使用过程中，不少患者觉得没有太大效果，想更换药物再尝试。"

刘丽宏："这时配合着医生换药物种类、换剂量，但是无论怎么换，都没有把血脂降下来，陷入治疗过程中的盲区，这样的患者很常见。原因要从他汀类药物在降脂的过程中发挥很重要作用的载脂蛋白说起。载脂蛋白有很多成员，其中的载脂蛋白 E 和他汀类药物的关系最为密切。而载脂蛋白 E 又分为三种亚型，不同亚型和脂质的结合程度不一样，转运能力不一样，和他汀类药物的结合程度也不一样。"

主持人："只有找到适合自己的类型，才能发挥更好的药效。"

刘丽宏："临床中经常被患者问起最新、最贵的他汀类药物是什么。事实上，药物不是越贵越好，适合的才是最好的，因为药物疗效受很多因素影响，与外部环境、自身因素都有直接关系。"

主持人："我们怎样才能准确找到适合自己的类型呢？"

刘丽宏："现在可以借助基因检测来实现精准用药，打造专属于自己的用药了。"

> **健康小贴士**
>
> 健康成年人的颈围：
>
> 男性＜ 38 厘米
>
> 女性＜ 35 厘米

🝰 疗护指南

1. 颈围的正确测量法

·具体测量方法——被测量的人选择站立位，双臂自然下垂、放松，进行正常呼吸，嘴巴可以稍微张开，这样能避免颈部的肌肉紧张。先从第七颈椎的上缘（即低头时可摸到的颈部最突起处）绕过来到喉结的下缘，让尺子在后方相交。通过这样的测量，即可得到较为准确科学的颈围。

·临床常见的七种他汀类药物选择法则

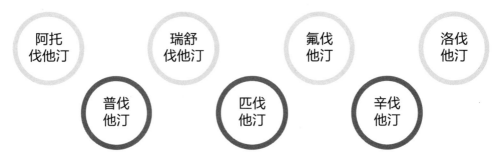

注意：瑞舒伐他汀的降脂作用最强，但是并不是对所有人降脂作用都强，一定要先借助基因检测，适合才能用药。阿托伐他汀是通过肝脏代谢，对于一些肝功能不好的患者来说，不建议选择。在体内的代谢途径不一样，对服药者的肝脏状态要求不一样，通过基因检测可以找到适合自己的药物类型。

2. 他汀类药物服药期间的饮食禁忌

不能吃/喝	少吃/喝	可以吃/喝
葡萄柚汁、柚子	海鲜、茶叶（浓茶不可）	牛奶

注意：有些食物要和用药时间间隔开。因为很多他汀类药物都是通过肝脏代谢的，葡萄柚汁影响肝脏的酶，造成药物不能有效代谢，导致在体内的浓度升高，进而带来一些药物的不良反应。

第四章

急症不慌张，
救命有良方

中风是可以"计算"出来的

名医指导：叶志东（中日友好医院心脏血管外科主任医师）

钟孟良（中国中医科学院望京医院原综合内科主任医师）

钟利群（北京中医药大学东直门医院脑部一科主任医师）

内壁激活了血小板，使它凝成块。血凝块极其不稳定，会随着血流到达心脏或大脑，堵塞血管，造成心梗或脑梗。了解这个过程后，我们可以用科学的方法，通过颈动脉血流速度"算"出距离中风的距离。

❀ 名医会诊

诊例一：徐叔叔，68岁。北京人，不喜欢运动，平时有做常规体检，但并未注意到有颈动脉斑块。2018年7月28日早晨出现嗜睡，不爱与人沟通，不认识家门，女儿带他去医院检查，发现有颈动脉斑块。输液后情况好转，但第二天又变糟，检查后发现是新发性的斑块脱落，造成了第二次颈动脉堵塞。

诊例二：女性患者，78岁。出现过偏瘫中风，治疗以后，还出现了吞咽困难、喝不了水、口齿不清的情况。疑似患上了特殊的中风，针灸治疗后病情逐渐好转。

主持人："中风是一种什么病症？"

钟孟良："这个'中'的意思就是受承，承受风险的侵犯。'风'，中医认为'风性善行而数变'，指突然之间出现非常严重的症状，比如不知道事情了、不会说话了等。"

主持人："像诊例一中徐叔叔这样平时没有症状的脑梗患者常见吗？"

叶志东："有研究数据表明，85%的患者颈动脉堵塞时没有明显症状。但是从无症状到脑梗发展却非常迅速。徐叔叔的脑梗造成了他语言方面的障碍，万幸的是通过手术，颈动脉的斑块已经被取出，降低了以后发生大面积脑梗的风险。"

主持人："颈动脉斑块的危险性都有哪些呢？"

叶志东："危险性在于即便颈动脉血管出现狭窄，血管变粗糙，因为有对侧血管和侧循环代偿，患者可能不会有任何症状。一旦斑块严重堵塞或者血小板被激活凝成血块，就可能直接导致中风。"

主持人："突发性这么强，那我们该如何去预防颈动脉斑块脱落呢？"

叶志东："60 岁以上的人应该每年做一次颈动脉超声检查，关注其中两个数值：一个是 50% 以下的颈动脉血管狭窄，暂时安全；另一个是 70% 以上的颈动脉血管狭窄，非常危险。"

主持人："上面徐叔叔这种属于比较典型的中风，下面诊例二中这位阿姨的中风看起来有些特别，不像是常规意义的中风症状。"

钟利群："是的。因为这类涉及各种生命中枢，所以致死率更高，尤其在'三高'人群中高发。这种伤害是不可逆转的，所以我们要更加警惕。"

主持人："那这类特殊中风有哪些常见预警信号？"

钟利群："耳鸣、眼花、易呛咳、脖子硬、手脚无力、肢体不协调等，当出现这些中老年人常见的症状时，如果还是'三高'人群，千万不要忽视、大意，这些看似普通的症状，很可能是一种特殊中风的先兆。"

 疗护指南

1. 普通中风和特殊中风的区分

普通中风	特殊中风
面瘫发生在中风血管的对侧	面瘫和血管发生在同侧
面瘫同侧肢体无力且严重	面瘫对侧肢体无力且较轻、构音困难（发音含糊、声调变低、变模糊）
失语	
头晕	眩晕，还有一些伴随症状，比如耳鸣、脖子僵硬、吞咽困难、复视等

2. 典型的脑梗症状有三点，医学上称为 TIA（短暂性脑缺血发作）

（1）言语表达障碍。

（2）半身肢体无力。

（3）黑蒙。

除了上述典型的脑梗症状，还有情绪低落、不爱理人、开车不走直线、不会用手机、不会用筷子等情况。

3. 中风年度预测法

·斑块变化测卒中率——如果血管已出现 70% 以上的狭窄，首先要进行保守治疗，控制危险因素，然后定期复查颈动脉超声。复查时，斑块就会出现三种情况，每一种情况都预示着与中风的距离有多远。

第一种情况：斑块缩小了，狭窄程度减轻，那么中风风险产生率为 0。

第二种情况：经过一年，斑块没有发生变化，那么一年内中风风险发病率为 1.1%。

第三种情况：如果斑块发展了，那么中风风险发病率会增加到 2%。狭窄每增加 10%，中风风险发病率增加 18%。

·血流速度测狭窄率——不同医院做颈动脉超声测出来的狭窄率可能不一样，那么如何测更准确呢？可以通过血流速度测狭窄率，它能排除很多人为因素，测出来的狭窄率更准确。

正常人的血流速度为每秒 80 ～ 100 厘米。

血流速度为每秒 125 厘米，说明颈动脉狭窄 50%。

血流速度为每秒 230 厘米，说明颈动脉狭窄 70%。

血流速度为每秒 40 厘米，说明颈动脉接近闭塞。

4. 中风的面积与算法

通过颈动脉超声可以测量出颈动脉斑块的大小。

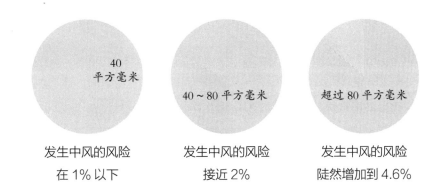

40 平方毫米	40～80平方毫米	超过80平方毫米
发生中风的风险 在1%以下	发生中风的风险 接近2%	发生中风的风险 陡然增加到4.6%

也就是说，斑块的面积越大，中风的风险越高。

5. 活血通络糊预防中风

☽药方

葛根粉30克。

☽用法

取30克葛根粉放入碗中，先用凉水搅成糊状，再用热水沏即可。

☽名医叮嘱

疾病用药需提前咨询医师，不要随意用药。葛根偏凉性，体质寒凉的人要谨慎服用。通络是预防特殊中风最重要的治疗方法。

要命的心脏抽筋最爱找谁

名医指导：**郑金刚**（中日友好医院心脏科主任医师）
李佳惠（中日友好医院心脏科副主任医师）

心脏抽筋在医学上称为冠状动脉痉挛，持续性的冠状动脉痉挛可以使冠状动脉急性闭塞。长时间的冠状动脉痉挛会造成血管内皮损伤，从而导致血栓的形成，而在血栓形成的过程中释放的缩血管物质又进一步导致了冠状动脉的痉挛。心脏抽筋究竟是什么样子？它最爱找上哪些人？

❀ 名医会诊

诊例一：何阿姨，60多岁。心脏疼时感觉疼得要死过去了，且伴有呕吐、出汗症状，疼痛的发生没有明显规律，闲下来时有事没事疼两下，服用硝酸甘油后会缓解。血管造影显示未见明显狭窄性病变，做过冠状动脉造影，没有堵塞。

诊例二：于叔叔，50多岁。心脏不适，感觉身体像背着重东西，入冬送暖气之前或者阴天时，感觉更加明显。就医后发现前降支堵塞50%～90%。

主持人："心脏抽筋的发病率有多高？"

郑金刚："在已发现的冠心病病例中，发病率将近30%。有些患者有典型的心绞痛，但是做冠状动脉造影时结果是正常的，比如说诊例一中何阿姨的这种情况。临床上对这部分患者进行研究，发现可以诱导心脏抽筋的比例有50%～70%。也就是说，即使冠状动脉造影正常，也可能有一半甚至一半以上的人发病是由心脏抽筋引起的。"

主持人："诊例二中于叔叔和诊例一中何阿姨的症状完全不一样，但是他们都是心脏抽筋的患者，问题到底出在哪儿呢？我们先看何阿姨。"

李佳惠："她的病情存在两处迷惑点。第一点是和典型的冠心病运动时出现胸闷憋气的症状不同，她在安静的状态下也会发病，而且只有服用硝酸甘油才能缓解，每次症状发作的时候持续几分钟。第二点是冠状动脉造影未见明显狭窄，所以入院时没觉得她有特别严重的心绞痛，但是就在入院的当天晚上，发生了最严重的一次心绞痛，恶心呕吐、大喊大叫。"

主持人："这些表现和一般的冠心病患者不一样，对医生和患者来说有怎样的考验？"

郑金刚："对医生和患者来说都是考验。冠状动脉造影正常的患者如果发生胸闷憋气，50%～70% 可能是由心脏抽筋引起的。尤其在一些冠脉轻度狭窄，但心绞痛严重程度与冠脉狭窄程度不匹配的患者中，心脏抽筋是一个必须考虑但常被忽略的因素。"

主持人："心脏抽筋了是什么样子，到底为什么会抽筋呢？"

郑金刚："我们心脏供血主要来源 3 支血管：前降支、右冠状动脉、回旋支。这 3 支血管中任何 1 支发生痉挛、闭塞的时候，都会引起心梗、猝死。心脏抽筋就是指心脏的血管抽筋引起血管的狭窄或者闭塞。"

主持人："何阿姨的病情代表一类人群，有一定的特异性。那于叔叔到底是怎么回事呢？"

郑金刚："心脏科的医生都知道，整个冬天都是心血管疾病的高发季节。暖气对于心脏血管痉挛的缓解有帮助，所以没有暖气的时候会很难受。抽筋与天气突然冷有关，如果动脉有点狭窄或者是狭窄反应比较大的患者，痉挛会引起严重的症状。于叔叔的狭窄比例很高，就发生了痉挛引起的夹层，斑块破裂了，所以他的情况和运动关系不大，与怕冷关系大。"

主持人："心脏痉挛这种情况有高危的时间段吗？"

郑金刚："静下来的时候或者晚上发作的病例较为常见。"

🌱 疗护指南

1. 冠状动脉痉挛的高危人群

- 睡眠不好、易焦虑紧张的人。
- 大量吸烟、饮酒，甚至吸毒的人。
- 剧烈运动、情绪激动、过度换气的人。

2. 心脏抽筋和心梗的区别

心脏抽筋（冠状动脉痉挛）	血管堵塞引起的心梗
大部分患者没有明显的冠状动脉狭窄；发作时比一般的冠心病患者更严重，痛感更明显，更易发生猝死	冠心病患者在反复发生心绞痛后，心脏会有代偿功能出现，疼痛缓解

3. 心脏抽筋（冠状动脉痉挛）的避险法则

- 来暖气前后要小心

整个冬天都是心血管病的高发季节，没来暖气前尤其要注意。

- 闲的时候疼，特别是夜间

闲的时间最长的就是夜间，所以安静时发生心绞痛或者夜晚发生心绞痛的可能性偏大。

- 有哮喘的人易出现冠状动脉痉挛

一方面，哮喘本身会引起冠状动脉痉挛；另一方面，治疗哮喘的中药材麻黄也会引起冠状动脉痉挛。

 温馨提醒 服用药物前一定要先看说明书上的药物成分。

心衰了可怎么办

名医指导：李庆海（东城区中医医院中医内科主任医师、国家级名老中医）
黄丽娟（首都医科大学附属北京中医医院心血管病主任医师、国家级名老中医）

心脏比正常人扩大了 1 厘米，如此细微的改变为何会威胁生命？心衰的病理是怎样的？心衰患者背后有怎样悲欢离合的故事？到底有什么蛛丝马迹能让我们提早预测心衰？

✖ 名医会诊

诊例一：刘叔叔，男性患者，60 岁。2000 年有过心梗，做了心脏支架手术。由于不注意心脏保护，10 年后心脏又出现问题，2010 年确诊为心衰。他的心脏大了 1 厘米，出现腿肿现象，上三楼都费劲，血脂高，无法做家务。经过一段时间的治疗，心脏彩超显示指标已经恢复正常。

诊例二：女性患者，67 岁。"三高"问题都有，心脏的功能也不好，但是不注意防护，做饭煲汤，一次连喝了两碗汤后病情加重，喘得厉害，心衰发作。

诊例三：男性患者，60 多岁。2009 年初诊时心脏的功能不好，诊断为高血压 2 级、劳力型心绞痛。平时爱喝酒。2021 年再次就医，舌质暗，舌体胖，舌苔白腻，属于痰瘀互结。从初诊到再诊 12 年间身体状态良好。

主持人："诊例一中刘叔叔的心脏比原来大了 1 厘米，1 厘米这么微小的变化竟会导致如此严重的后果？"

李庆海："心脏的正常值是 55 毫米，也就是左心室的舒张肌内径。在多种因素比如心脏衰竭、冠心病、高血压等疾病作用下，心脏负荷过重，会导致心脏扩大，容易造成一些意外的情况，甚至出现心脏骤停、猝死。"

主持人："这个病理是怎样的？"

李庆海："心脏会出现'虚'的情况，轻的就是心气虚，重的会心阳虚。心脏就像体内的循环泵，如果心脏没有动力，血液运行就会受阻，心阳虚就是其中的一种。心脏不能推动血液在血管中运行，就会形成气血瘀阻，血瘀日久会形成水，水在胸腔、心包、腹腔、四肢等各个地方停积，就会出现胸水、心包积液、腹水、四肢水肿等症状。"

主持人："如果是基础性心脑血管病的患者出现心气虚的状态，像诊例二中能通过煲汤来进补吗？"

李庆海："不管是煲汤还是喝水，在心脏功能不好的时候，体内的水液是潴留的，喝汤或喝水多了就会加重心脏的负担，对心脏造成损伤，加重心衰。"

主持人："明白了。就是说健康的人平时多喝汤是不会有危害的，但是如果已经有心脏方面疾病的，就不能多喝汤。评判的标准是怎样的？心衰患者饮水的控制量是多少？"

李庆海："一般来说，每天的饮水总量不要超过 1 500 毫升，包括水果中的含水量。"

主持人："可能造成心衰的原因都有哪些呢？"

黄丽娟："造成心衰的原因是复杂的，常见的几个原因可以比喻成'堵'出来的心衰、'亏'出来的心衰、'多多少少'引发的心衰，和'三高'问题、冠心病、重度营养不良，以及一些内分泌、代谢类疾病有关。"

主持人："先说'堵'出来的心衰，它和哪些疾病相关？"

黄丽娟："'三高'患者的血脂、血糖都和痰浊有关。当心气虚时血液运行不好时，会伤及到脾，脾运化失司就会生痰。喝酒后形成热，热极了就成了毒火，所以这个毒火进一步影响到心脏的功能，出现了水湿停滞的症状，在临床上会表现出心衰，诊例三就是这种情况。"

主持人："'亏'出来的心衰呢？"

黄丽娟："由于营养极度不良、贫血导致心肌缺乏营养造成心肌肥大、心脏功能不全。这样的老年人多见挑食或者素食者，他们只要血红蛋白和蛋白升上去了，心脏的功能自然会得到改善，肥大的心肌就会缩小。"

主持人："最后这个'多多少少'引发的心衰又是怎么回事呢？"

黄丽娟："甲亢、甲减与心衰密切相关。甲亢就是甲状腺功能亢进症，分泌激素过多，会造成心动过速、房颤等，不及时治疗很容易损伤心肌，造成心衰。而甲减正和甲亢相反，分泌的激素不足，会出现水肿、怕冷。心动过缓一样会影响心脏功能，引发心衰。"

🪨 疗护指南

1. 关注以下几点，及时发现心衰

气喘	水肿	不能平卧	心烦意乱	怕冷	无力
心衰的人在不动的情况下都会喘不上来气	主要是右心衰的严重表现	常见左心衰的表现	其实这是一种缺氧的表现，左右心衰都有可能出现	身体循环不好就会出现怕冷的情况，属于心阳虚	心衰早期会出现疲乏、无力、走不了远路的症状

2. 预防心衰的保健方

扶正强心方

⊗药方

人参1克、黄芪1克、葶苈子1克、琥珀1克。

⊗用法

将上述4等份打成粉末，各取1克，一共4克混合，用30～50克温水冲服。每日两次，可以长期服用，适合日常护心养心。

⊗功效

此方有益气固本、化瘀利水、护心强心的作用，适用于有冠心病、糖尿病，以及还没有发展到严重心衰的人群。

☾ 名医叮嘱

阴虚过盛、体内有热的人不宜服用。

3. 药膳粥

益气养血护心粥

☾ 食材

黄芪 5 克、当归 5 克、熟地黄 5 克、白芍 5 克、粳米 50 克。

☾ 做法

将除粳米外的其他 4 味药材洗净下锅，煎煮 20 分钟，然后过滤去掉药渣，再往药汤中加入粳米，煲煮 20 分钟即可食用。

☾ 功效

此粥方主要针对气血亏虚的心衰患者，有益气养血、补益心脾的作用。

4. 预防心衰、适合水肿人群的调养药膳

健脾化湿饼

☾ 食材

茯苓 10 克、山药 15 克、薏米 30 克、水红花子 5～10 克、面粉 50 克、食用油少许。

☾ 做法

将茯苓、山药、薏米打碎成粉，加入水红花子、面粉和适量清水搅成稀糊，锅中刷少许油，煎至两面金黄即可。

☾ 功效

此药膳中，薏米能健脾利湿；茯苓可安心神。此药膳具有补益脾肾、消水护心的功效。

没有不良习惯，为何突发脑梗

名医指导：王广义（中国人民解放军总医院结构性心脏病科主任医师）
　　　　　朱　航（中国人民解放军总医院结构性心脏病科副主任医师）

临床中，脑梗多发于老年人。近些年，50 岁以下中青年患者比例逐渐增多，而且这些患者的病例有着共同特征，身上都被"黑洞"困扰。患者大部分没有常规意义的不良嗜好。那他们是如何被脑梗找上门的呢？这个危险的"黑洞"又是什么呢？怎样才能消除它呢？

❀ 名医会诊

诊例一：小张，男性，18 岁。医学院学生，没有任何不良嗜好。在上课的时候突然间左侧肢体活动障碍，然后出现口角㖞斜，送到急诊被诊断为脑梗。

诊例二：姜女士，49 岁。发病当晚，先感到胸闷气短、胸痛，面色苍白，出冷汗，家人送到当地医院，诊断是心梗。在突发心梗的前一个月，姜女士做过血管造影，显示没有血管狭窄或阻塞的情况，血管壁非常光滑。

主持人："看到诊例一中小张的病例大家就很疑惑，检查没有异常，而且这么年轻。诊例二中姜女士的血管造影也显示血管壁非常光滑。那么怎么会突发心梗？"

王广义："经检查发现，他们身体中吞食健康的'黑洞'都被打开了。这种'黑洞'的打开可能发生在年轻人中，也可能发生在中老年人中，最主要的是它的先兆信号极容易被忽略。"

主持人："那这'黑洞'在哪？拥有这种'黑洞'或者说得这种病的人多吗？"

王广义："据统计，全年龄段人群中大概有三分之一的人存在这个'黑洞'。

在我们的左、右心房之间的房间隔有一个卵圆孔，这个卵圆孔的正常大小是 2 平方厘米，当卵圆孔没有关闭，就形成了'黑洞'，医学上称为卵圆孔未闭。"

主持人："由卵圆孔未闭引发的心梗有先兆信号，但是极易被忽视，姜女士的爱人就是医生，小张还是医学院的学生，但都没有发现信号。这个信号是什么？"

王广义："临床研究发现，36% 的卵圆孔患者伴有偏头疼，在 36% 的偏头痛患者中只有 90% 的人伴有先兆偏头疼。"

主持人："为什么会出现这种现象？"

王广义："生活中，久坐久卧都有可能产生栓子，但是，健康人群的静脉血中有了栓子也不会发生危险，是因为正常人群不存在'黑洞'，静脉血和动脉血、左心房和右心房隔离得特别好。"

主持人："它的发病机理是怎样的？"

朱　航："正常静脉血液通过下腔静脉到肺血管，如果栓子从静脉来，进入肺，肺有一个强大的自溶功能，能溶解栓子。但如果是卵圆孔未闭的状态，栓子到达右心房后从卵圆孔钻到左心房，由此进入动脉系统，随着血流到达重要器官，会形成心梗、脑梗等，危害健康，甚至威胁生命。"

主持人："那促使卵圆孔打开的直接诱因是什么呢？"

朱　航："深吸气屏气，做这个动作时会引起右心房压力高于左心房，这个时候静脉血回流会受到阻碍，静脉压就会升高，卵圆孔就会开放。此外，感冒后咳嗽时、大便干燥排便时、举重物时、游泳潜水时、久坐不动又喝水较少时等，这些行为都可能导致卵圆孔被打开。"

🍵 疗护指南

1. 卵圆孔未闭出现前的常见表现

先兆性偏头痛、头痛反复发作，伴有恶心呕吐、头晕、癫痫样表现（抽搐）、偏瘫样表现、视野变化（黑蒙等）、神经性疼痛等。

2. 先兆偏头疼的早期特点

· 视野范围内出现星点状改变。

· 视野范围开始缩小。

· 视野模糊，像蒙了一层纱，看不清楚。

 温馨提醒 如果出现了以上的视野改变，一定要尽快进行卵圆孔未闭筛查。

3. 哪些人需要做卵圆孔未闭筛查

· 出现先兆性偏头痛相关症状表现的人。

· 出现不明原因的脑梗、心梗、肾梗死、下肢动脉栓塞、脾梗死等情况的人。

· 久坐不动、喝水少、少体力活动、下肢受过伤的人。

· 有下肢静脉血栓、下肢静脉曲张，或有易栓症的高危人群。

注意：以上四类人群均建议筛查卵圆孔是否未闭。

4. 卵圆孔未闭的筛查方法——右心声学造影检查

· 右心声学造影检查可以准确地筛查出卵圆孔未闭。

· 在医生的指导下完成吸气、憋住、呼气的过程，这时通过影像可以看见，如果气泡瞬间进入了左心室，表示存在卵圆孔未闭，要进行卵圆孔未闭封堵术。

5. 护心养生菜肴

佛手白菜

食材

白菜 500 克、猪肉 300 克、胡萝卜丁 50 克、香菜 5 克、金针菇 50 克、生姜末 5 克、香葱 5 克、生抽 2 小勺、淀粉 10 克、食用油少许。

白菜　　　　　　猪肉　　　　　　胡萝卜丁　　　　　　金针菇

○ 做法

（1）把白菜氽烫后放盘备用，开始调馅。

（2）猪肉馅切好备用，向其中依次放入少许生姜末、香菜、香葱、胡萝卜丁和切碎的金针菇，其中金针菇的量要比肉馅量稍微多一点点，金针菇与肉馅的比例为 1.5∶1。

（3）向搅拌均匀的馅中加入 1 小勺生抽和淀粉。

（4）白菜片铺平，撒上少量淀粉黏合。

（5）将适量肉馅沿白菜中心线摆放，然后把整片白菜左右对折，把馅裹在里面。

（6）用压刀方法将白菜分段，再将每段的菜叶部分沿边切四刀，切出佛手形状。

（7）平底锅中放极少量油，将处理好的佛手白菜放入锅中煎。

（8）再放入 1 小勺生抽和适量温水，待汤水成自然黏稠状态即可出锅。

○ 功效

这道菜中，白菜富含维生素 C，能提高免疫力；金针菇富含钾，且能抑制钠，有养护心脑血管的作用。

头晕眩晕，谁惹的祸

名医指导：刘尊敬（北京大学人民医院神经内科主任医师）
　　　　李　军（中国中医科学院广安门医院心血管科主任医师）

日常中遇到头晕，大部分人选择忍忍就过去了，但其实头晕很多时候都是身体发出的预警信号。头晕症状很可能在预示人体血管环岛的秩序出现了问题，如果不及时救治，会有中风的危险。那么，这个血管环岛在什么位置？它的失序会带来哪些严重后果？头晕、眩晕和晕厥的区别是什么？

❀ 名医会诊

诊例一： 王先生，发病时49岁。在2017年12月的一天早晨，出现眩晕、恶心的症状，持续了20分钟左右，家人把他送往医院检查，排除了耳石症和颈椎病。最后做完冠脉CT才发现，左侧锁骨下动脉近端堵塞100%，右侧椎动脉堵塞70%以上。他体内血管环岛的秩序出现了问题，如果不及时救治会有中风的危险。

诊例二： 刘女士，64岁。2011年的某天，突然觉得一阵头晕，持续几秒钟后就好了，并没有重视。之后，头晕次数越来越多，甚至有抽搐、二便失禁等情况。左耳有一定程度的耳聋，当时结论是脑动脉供血不足。吃药没有效果，又分别去耳鼻喉科及骨科进行排查，发现左耳是神经性耳聋，颈椎轻度骨质增生，但头晕的症状并没有缓解。两年后头晕加重，出现短暂黑蒙，持续一到两秒钟，昏厥过两次。急诊排查后，诊断是心律失常、病态窦房结综合征（简称"病窦"）、窦性停搏。

主持人："结合诊例一中王先生的病例，我们想知道人体中的血管环岛长什么样？位置到底在哪里？"

刘尊敬："今天我们所说的血管环岛，指的是锁骨下动脉和椎动脉共同组成的环状血管结构。我们看一下王先生的血管造影图（如下图所示），正常的血管从主动脉弓开始向上分为三根大的血管，图中①②两根是正常的，③这根就是被完全堵塞的血管，造影显示不出来，说明里面没有血液通过，已经完全被堵住了。"

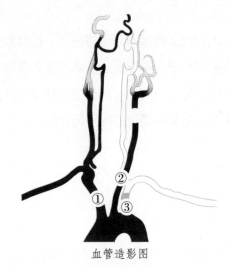

血管造影图

主持人："血管环岛出现了问题，其典型的症状就是眩晕吗？"

刘尊敬："眩晕是当环岛出现问题以后典型的症状之一。除此之外，还有很多其他症状，比如头晕、呕吐、四肢无力、语言障碍、肢体麻木、耳鸣、视觉障碍等。"

主持人："王先生通过 CT 检查发现病情非常严重，因为提前注意到了眩晕，及时地救治，避免了后续的一些严重问题。"

刘尊敬："原本两侧的椎动脉都是给大脑供血，由于一侧的血管完全堵塞，另一侧的血管不得不在给大脑供血的同时逆向给堵塞的血管供血，导致血管环岛的血流方向发生变化，因此出现了'盗血'的现象。我们通过手术，先给王先生的右侧椎动脉狭窄位置安装了一个支架，左侧锁骨下动脉打通，使王先生的血管环岛流向恢复正常，不适的症状也就完全消失了。"

主持人："我们再来看诊例二中刘女士的情况，她为什么会去那么多个科室进行检查呢？"

李　军："之所以去这么多科室，和她的病情叙述，尤其是关于头晕的叙述不清楚有一定关系，所以想给大家介绍一下如何区分头晕、眩晕和晕厥。"

头晕、眩晕、晕厥的区别		
头晕	**眩晕**	**晕厥**
晕，摇晃不定，有漂浮感。轻则表现为摇晃感伴有眼花，重则表现为昏沉感，再严重则是天旋地转，甚至晕倒	眩，眼花，眼睛看不清东西。眩晕是伴有眼花的头晕，它可以表现得很轻，也可以表现得很重，就是天旋地转	晕厥，程度比较重，厥是昏倒的意思，强调意识丧失，意识不清

疗护指南

1. 不同科室，眩晕发作的类型、程度、时间与次数一览表

	眩晕类型与发作程度	发作持续时间与次数
心内科	突然发作，多为非旋转性；短暂发作，程度或轻或重，重者晕倒	持续数秒钟；多为每天 2 次以上或几天 1 次
脑病科	突发，旋转性，发作时很剧烈	持续时间不定，数秒到数分钟
耳鼻喉科	发作性，旋转性，伴有恶心呕吐；发作时一般较剧烈	持续数秒，数小时或数天；可自行缓解或恢复
骨科	突发性，与颈椎活动有关；一般为短暂性发作	发作持续时间一般较短，但可反复发作
心理科	类型和程度多样，一般不太剧烈，常伴有情绪焦躁、悲观绝望等异常情绪。主观感觉大于客观检查程度，惊恐发作时伴有濒死感	一般病程较长，短则几个月，长则十几年。惊恐发作时 5～20 分钟，很少超过 1 小时。个别患者上救护车就会立刻缓解，发作后产生预期焦虑

2. 发生头晕时是否应该马上去医院，可以通过下面简单的小实验自测确定

·闭目直立试验：闭目站立，两手搭扣往外拉，如果出现左右晃动或倾倒的情况，说明有问题。

·过指实验：先睁眼找对方手指头，然后闭目再找，如果找不到，说明有问题。

·指鼻试验：食指由慢到快指向鼻尖，如果能够准确触碰到鼻尖，说明比较灵活、协调、稳准；如果不能触碰到鼻尖，总是指向别处，说明可能出现了共济失调，要去医院进一步检查。

3. 在家如何自查锁骨下动脉是否狭窄

4. 锁骨下动脉狭窄自查步骤——一摸、二听、三测

一摸脉搏：摸摸左右的脉搏看是否一致，如果其中一侧明显弱，则提示可能有锁骨下动脉的问题。

二听锁骨下声音：把听诊器放在自己的锁骨上窝，如果听到像吹风机一样的杂音，说明这一侧的动脉可能发生了闭塞。

三测血压：测量双侧血压，如果一侧的收缩压和另一侧相差 20mmHg 以上，这时候要高度怀疑是否出现了锁骨下动脉狭窄的情况。

5. 太医世家的保健按揉——供血穴

⊗方法

找到供血穴后用中等力度揉按，一次按揉 5 分钟左右。

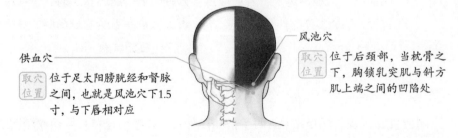

⊗功效

此法可以活血通脉，对全身起保健治疗作用，能有效地改善脑供血。

心绞痛的三个致命时段

名医指导：吴永健（中国医学科学院阜外医院冠心病科主任医师）
　　　　　刘红旭（首都医科大学附属北京中医医院心血管科主任医师）

在我国每年死亡的人中，有近十八分之一是心源性猝死，平均每分钟都可能有一个人因其丧命。也许你不知道，我们每天必做的一件事中，可能就有三个致命时段，躲过这三个致命时段，就可以大大降低心绞痛的风险，避免心源性猝死的发生。到底每天必做的这件事是什么？这件事中的三个致命时段又是什么呢？

❀ 名医会诊

诊例一：高先生，52岁。总在16：00～22：00、凌晨1：00～3：00发病，心绞痛。发病时，疼得后背、后心中间位置感觉有一小拳头大小的疙瘩。手没汗，脚凉，头上冒凉汗。一发病就头晕，血压达到145～160mmHg，而且他的血管阻塞达到90%以上，晚上还会因为打呼噜憋醒。到医院就诊后，医生发现是睡眠呼吸暂停综合征引发的心绞痛。经过手术放了4个支架后，身体基本恢复。

诊例二：郭先生，50多岁。2012年开始感觉胸闷气短，但几分钟后就缓解了，所以没太在意。后来有一次，后半夜突然被心绞痛疼醒了，一直疼了将近40分钟。就医发现，血管已经出现了95%的堵塞问题，开始住院介入治疗。

主持人："与心源性猝死相关的，我们每天都做的这件事是什么？"
吴永健："睡眠。"
主持人："在每晚的睡眠中有三个致命时段，分别会出现三种不同的'深夜杀手'，它们都有可能引发心绞痛，导致心源性猝死。这三个时段都是什么时候？"
吴永健："第一个致命时段，通常在午夜0：00左右，对老年人来说，22：00

左右就休息了，所以就在刚刚睡下的 1 ~ 3 小时内，这时发作的心绞痛就是卧位型心绞痛。第二个致命时段通常出现在凌晨 3：00 ~ 6：00，与晨起时的寒冷有关，这就是变异型心绞痛。第三个致命时段也是平时最常出现的，通常在午夜0：00 到 6：00 之间，在我们进入深度睡眠以后发生，它就是睡眠呼吸暂停综合征，俗称打呼噜，诊例一中就是这种情况。"

主持人："那这三个致命时段中，不同类型心绞痛的发病原理都是什么呢？"

吴永健："发病原理是这样的。"

三个致命时段的心绞痛	发病机理
卧位型心绞痛	当平卧的时候，返回心脏的血量增加导致心脏做功增多，负担加重，从而出现心脏缺血、缺氧引发的心绞痛，危害生命
	常见症状：心率加快、血压增高、背部疼痛、坐起或站立舒服、走动后舒服，同时伴有头晕、胸闷、心慌等症状，餐后平卧时也容易发作
变异型心绞痛	冠状动脉主要负责给心脏输送血液，正常情况下，血管可以进行收缩和舒张，如果血管收缩严重，管腔变细，就会发生痉挛，导致血管发生狭窄或闭塞
	血管痉挛引发的心绞痛叫变异型心绞痛，它大部分发生在早晨起床，冷刺激反应明显的人易发
睡眠呼吸暂停综合征诱发的心绞痛	不管是白天还是晚上，我们进行的最重要动作就是呼吸，只有通过呼吸，才能将身体中的废物排出，进行新陈代谢
	如果晚上打呼噜，血液中的氧含量就会下降，供应心脏的氧气随之减少，这对已经有心脏问题的人来说就会诱发心脏病

主持人："再来看看诊例二中郭先生的病例。心绞痛不仅分时段，还有不同类型。他的心绞痛又是什么情况？"

刘红旭："郭先生的心绞痛和心脏不稳定有关系。郭先生从 2012 年开始有症状，早期的时候只有一点胸闷憋气，几分钟就缓解了，但后来逐渐发展到十几分钟，甚至更长。到医院检查，初步检查没有发现问题。后来，他夜间睡觉的时候突然没有原因就疼醒了，这种情况就是不稳定型心绞痛了。"

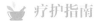 疗护指南

1. 卧位型心绞痛的预防方法——垫高床头

　　具体操作方法：用砖块垫到床脚下，把床头抬高一点点，但是注意不要超过15°。这样有助于提高长期高血压、糖尿病、心脏病人群的睡眠质量。

2. 变异型心绞痛的诱因有哪些

| 晨起轻微运动 | 持续精神压力 | 寒冷和过度通气 | 大量饮酒 |

以上几种情况可能都会成为诱因。寒冷和过度通气很容易造成血管收缩，进而诱发血管痉挛，但是标准的变异型心绞痛有时候是找不到任何原因的。

3. 变异型心绞痛的预防方法

　　想要避免变异型心绞痛的发生，首先要掌握正确的起床方法。

　　正确的起床时方法包括：晨起保暖、起床要缓、按需用药。其中按需用药指的是，如果这段时间总是在早起时频繁地发生心绞痛，可以在起来之前舌下含服1片硝酸甘油，等到药效开始起作用时，再进行下一步的起床动作。

4. 预防打呼噜的小方法

　　睡觉平卧位容易打呼噜。可以在睡衣的后背缝一个小口袋，睡觉时在小口袋里放入一个小网球，平躺打呼噜时就会觉得硌得慌，从而转身侧卧，打呼噜的症状就自然减轻了。

 温馨提醒　如果打呼噜很严重，建议去专科医院对症治疗。

女性比男性更容易猝死

名医指导：郑金刚（中日友好医院心脏科主任医师）

　　　　李　菁（中日友好医院心脏科主任医师）

　　　　陈　志（北京急救中心急救医疗法培训中心主任医师）

　　盛夏时节，心脏病最危急、最隐匿、最容易被忽视的症状是什么？男性和女性疑似心脏病的详细临床数据显示，男性突发心脏病更多、更危急、更凶险。那么，男性比女性更容易被心脏疾病困扰吗？男性和女性谁更容易发生猝死？各自又有哪些发病特点呢？

❀ 名医会诊

　　诊例一：巩先生，60多岁。2018年6月4日9:30左右感到心口有些疼痛，因为在干活没太在意。11:30因为急性心梗被儿女送到急诊，双目圆瞪，大声呻吟，十分痛苦。当天急救过程中，出现3次休克，整个心脏的血管供血都没有了。后经手术抢救，脱离了危险。

　　诊例二：王阿姨，62岁。6年间没有一天能躺着睡觉，身体肿，肚子大，后背疼，因为怕麻烦子女一直忍着。再后来，摔了一跤才不得不就医，这才知道是心脏的问题。后经过治疗已经可以躺着睡觉了，还能较轻负重。

　　主持人："诊例一中巩先生这种情况有多凶险？患心脏病的风险是男性高还是女性高？"

　　郑金刚："他当时心脏的血管供血都没有了，这是平时很难碰到的情况。这属于冠脉左主干急性闭塞，因为冠脉左主干承担了心脏绝大部分的供血功能，一旦闭塞会导致心脏瞬间失去70%以上的供血，心肌得不到供血会很快缺血、梗死，进而出现心脏骤停，猝死率极高，一旦发病，抢救成功率几乎为零，凶险至极。这种病多发于中青年男性中。"

主持人："急诊科发现，男性因为心脏不适和突发心梗送医的数量远远大于女性，难道猝死更青睐于男性吗？"

郑金刚："女性朋友如果不注意几个生活细节，一旦突发心脏病，抢救成功率比男性更低，更容易猝死。"

主持人："我们来说说女性的病例，有没有对哪个女性心脏病患者印象特别深的？"

李　菁："诊例二中王阿姨这个就是很典型的病例。因为中国女性传统思想是想家人多，想自己少，总怕麻烦子女，所以一直忍着、拖着。"

主持人："提醒广大女性朋友，有症状一定要去医院。"

李　菁："男性心脏的大血管处易被血栓堵住，而女性则是小血管、微血管容易被血栓堵住，所以女性心脏病早期症状不明显、不典型。很多女性因为忍耐，要么没被重视，要么自我感觉不严重，以致在家里耽搁了最佳的治疗时间。"

主持人："男性和女性患者的差别怎么会这么大呢？"

李　菁："相对男性来说，女性的血管很细，跟体型一样，女性血管也比男性要小、要秀气，血管腔也小、也更脆，处理起来也不那么容易。而且男性病变都发生在大血管上，这也是为什么巩先生的病变一下子来就出现休克，发生生命危险。大血管发病是男性的特点，本身血管也比较粗，发病的位置也偏向大血管。"

主持人："猝死往往是突然的。那在能力所及的时候怎样操作才是急救需要的？怎样做才能避免误区？"

陈　志："第一，不要随意搬动患者，我们都希望急救，但急救不是随便做的。第二，做急救决策时不要太过犹豫，以免错失抢救的黄金时间。第三，给心脏骤停患者做及时的心肺复苏——胸外按压，有条件的情况下配合使用体外除颤仪为患者维持生命，为后面专业的救援争取更多的时间。"

🌿 **疗护指南**

1. 男性和女性不同的心脏症状表现

女性不典型心脏症状	男性心脏病患者发病特点
咳嗽、烧心、水肿，胃肠道不舒服、恶心	剧烈疼痛

注意：无论男女，身体出现问题一定要及时看医生，不要拖延就医。

2. 节假日导致心脏性猝死的常见原因

· 吃得多

节日里，吃得太多会导致血液黏稠度增加，如果肝脏没有转化好，就会升高血液中的血脂。如果有斑块，斑块会有不稳定的状态发生，尤其在暴饮暴食的时候。食物集中在胃里，需要胃里有大量的血液，内脏的血更多是供应给胃肠道，会导致本身心脏的间接性缺血，进而导致心梗、心源性猝死的发生。

· 温差大

温度每浮动5℃，心源性猝死或者是心梗的发病率会增加5%。从室内到室外，温度变化期间导致心脏的血管痉挛，尤其是在已经有血脂升高或者血液黏稠度增加的前提下，由于温度变化导致的斑块不稳定，温差刺激很可能会导致斑块的破裂，从而导致心源性猝死的发生。

· 干活多

临床上，由于劳累引发的猝死并不少见。节假日期间不管是出门旅游还是在家劳动，都要充分考虑体力支出，尤其是中老年人更要劳逸结合。

3. 徒手心肺复苏的操作方法

· 接近患者，跪在其身体的一侧，轻拍双肩。

· 询问患者，看有无意识反应。如果没有反应，先拨打120电话求救。

· 观察患者胸腹联合区域有没有起伏，有没有呼吸，如果5～10秒都没有呼吸，就开始操作心肺复苏。

·把患者的胸部暴露出来，找到两乳头连线中点位置，双手十指叠加，掌根垂直向下按压 5 ~ 6 厘米。以 30 次为一组，每按压 30 次，对嘴吹气 2 次，如此循环 5 组后，再观察患者的状态。

4. 餐桌上可能引发猝死的危险因素

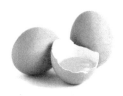

鸡蛋黄

熟的鸡蛋黄可能会导致心脏病患者"噎成"心梗，鸡蛋黄卡在喉咙里一下子喘不过气来，或者堵在气道，出现"憋得慌"的感觉，会诱发心脏病或加重心脏病。

医学专家推荐老年人和心脏病患者用鸡蛋羹、鸡蛋汤代替煮鸡蛋，避免"噎成"心梗。

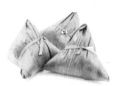

粽子

和吃鸡蛋黄的机理一样，并不是针对食物，而是食物卡住之后会刺激冠状动脉痉挛，引起心梗的发生。

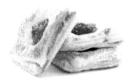

糕点类

所有很黏且不容易消化的糕点，原理同上。

有慢性炎症的人血栓风险远高于常人

名医指导：孙艺红（中日友好医院心脏科副主任医师）

　　　　　田　颖（原首都医科大学附属北京朝阳医院心脏中心主任医师）

　　生活中，身体内很多炎症表现并不明显，不少人在体检时才发现自己有炎症。其实炎症，尤其是慢性炎症人群是很容易诱发血栓疾病的，比如心梗、中风、深静脉血栓等。如何避免炎症引发的血栓疾病？怎样的生活习惯是引发心脑血管病的隐患？

❋ 名医会诊

　　诊例一：嵇先生，77岁。血糖、血压、血脂基本在正常范围，且没有不良生活习惯。1988年就有冠心病症状，平常有不明原因的胸闷、心慌，2001年退休后症状加重，最初右腿发麻，去医院做了冠状动脉造影，发现前降支堵塞60%。2005年血管堵塞之后，在医生的建议下放了支架，也遵医嘱积极进行了抗血栓治疗。2006年4月，又突发心梗。

　　诊例二：赵爷爷，80岁。突然感到难以忍受的胸闷、气短、强烈窒息感，紧急送医后发现肝脏、肾脏和心脏功能都面临衰竭的情况，还出现了一侧手臂偏瘫。诊疗发现赵爷爷饮食食盐过量，日积月累对全身器官造成了严重损伤。后植入了心脏起搏器，并规范用药，目前病情养护良好。

　　主持人："诊例一中嵇先生的生活习惯健康，血脂、血糖及其他危险因素都控制得非常好，但还是得了血栓，怎么会反复出现血栓、心梗呢？"

　　孙艺红："血液会带来一些对身体有害的物质，这种有害的白色物质在临床上叫炎症因子，是诱发血栓的'幕后黑手'，嵇先生的血栓就是因为炎症因子。

身体如果处于慢性炎症状态，未来发生血栓的概率会大大增加。"

主持人："炎症因子到底是怎样导致血栓的呢？如果检查，重要的检查指标是什么？"

孙艺红："当身体里存在炎症时，炎症因子会激活血液里的白细胞，随后在与血小板发生反应后形成血栓。全身血液里都有血小板，因此合成的血栓可能也遍布全身。检查时重要的指标是 C 反应蛋白。急性心梗时在心肌损伤及坏死区域出现严重反应，导致 C 反应蛋白水平升高，在与梗死有关的冠状动脉完全堵塞时 C 反应蛋白更高，因此，C 反应蛋白可以预测未来发生血栓的概率。"

主持人："刚才我们说嵇先生在生活中没有不良习惯，那诊例二中 80 岁高龄的赵爷爷爱吃盐，这和血管健康又有什么关系吗？"

田　颖："赵爷爷有急性肾功能、肝功能不全，肾性的贫血、糖尿病，情况很不好，通过一系列的治疗才挺过来。但在接触和治疗的过程中，发现他身上的大病都是因为高盐饮食导致的。"

主持人："吃东西口重。高盐饮食和血栓或者其他心脑血管疾病有什么关系呢？"

田　颖："高盐饮食与高血压等心脑血管疾病关系密切。根据《柳叶刀》杂志上公布的数据显示，2017 年，全球因吃盐过多导致的心血管死亡人数高达300 万人。更为严峻的是，吃盐多可能带来的健康损害还不止于此。根据《中国循环杂志》上的研究提示，高盐饮食对盐不敏感人群的影响也非同小可。"

主持人："这和刚才我们所说的炎症有没有关联呢？"

田　颖："《中国循环杂志》选取 18～60 岁血压正常者参与了为期 3 周的慢性盐负荷试验。结果发现，无论是否为盐敏感者，有两个炎症关键指标在饮食高盐期都会显著增高，使身体出现炎症。炎症状态可能会引发白细胞黏附，影响血管及交感神经系统，造成血管内皮功能受损，加剧血管收缩，最终导致血压升高、动脉粥样硬化及血栓的发生。"

🥄 疗护指南

1. 哪些症状预示体内可能存在慢性炎症

有一些炎症长期在人体内存在，基本上不会有特别明显的不适感，但危害持续存在。

· 牙周炎

牙周炎形成以后，局部会有很多的细菌，这些细菌在体内长期存在会促发体内的炎症因子升高，从而导致血栓的形成。患有牙周炎的人发生心梗的概率比正常人高 5 ~ 6 倍。

· 感冒咳嗽、流感

流感期间心梗的患者明显增加，病毒感染也是一种炎症刺激，会使得体内的炎症因子水平升高，从而导致血栓的形成。炎症因子和病毒还会直接损害心肌，增加心脏病的发病率。

· 无菌性炎症

非细菌、非病毒感染的无菌性炎症也是慢性炎症出现的原因之一，比如慢性腹泻、不明原因的低热、风湿免疫系统疾病、关节炎等。

2. 如何理解重要的检查指标 C 反应蛋白

炎症因子出现以后，机体会产生一些反应对抗它，肝脏感受到炎症因子刺激后会合成分泌一种蛋白质——C 反应蛋白。通过抽血即可完成检查，不同水平的 C 反应蛋白可以反应炎症的严重程度。

即使低密度脂蛋白胆固醇非常低，随着 C 反应蛋白的增加，危险会从 9% 增加到 13.1%，C 反应蛋白升高，心梗的危险性将是正常人的 3 倍。

3. 对抗慢性炎症的食物

· 洋葱里有一种多酚类物质叫槲皮素，多酚类能够抗炎，抗氧化，抗血栓，降低血液中的胆固醇，促进血栓溶解，抑制血小板的聚集，清除体内自由基，是保护机体的抵抗屏障。

· 西兰花、油麦菜、土豆、藕中的槲皮素含量都很高。

· 除了蔬菜中含有槲皮素，水果里也有，比如紫葡萄等。

4. 需要规避的日常摄盐误区

· 只依靠舌头尝来判断盐的量

做菜加盐的剂量相差 25% 以内，味蕾是无法察觉的。

· 吃的盐一下子明显减少

血管里盐的浓度和细胞组织、细胞浓度慢慢地达成了一个平衡。如果吃的盐一下子变少了，那水就多了，会不停地排尿，出现脱水的情况，人体的电解质平衡也容易紊乱。

· 彻底不吃盐了

健康人群每日摄入的盐不得低于 3 克。世界卫生组织推荐的每人每日健康食盐量小于 5 克。彻底不吃盐会让身体进入失代偿状态，出现包括水肿在内的一系列健康问题。

 血压不稳、重度心衰及肾病患者要遵医嘱摄入食盐。

心梗发作，何处逢生

名医指导：苏丕雄（首都医科大学附属北京朝阳医院心外科主任医师）
谢博洽（首都医科大学附属北京朝阳医院心脏中心副主任医师）

迄今为止，急性心梗的死亡率仍保持在 10% 左右。对于通过及时治疗从急性心梗中恢复过来的患者，还应注意早期各种形式的心律失常，严重的心梗晚期时可能出现心脏破裂和心衰。既然心梗如此凶险，有没有预防的好办法？发作时，怎样做才是挽救生命的正确做法？

❈ 名医会诊

诊例一：李奶奶，79 岁。因急性心梗发作急救。医生发现，她的心脏烂出了一个窟窿，变得跟烂豆腐一样脆弱。手术过程中，医生在缝补心脏的时候线一拉心肌就豁开了，手术从 7：30 一直做到 15：00，术中患者的心脏停止跳动了 100 分钟，十分凶险。

诊例二：女性患者，60 岁。和家人生气后，出现了持续的不能缓解的心前区疼痛。送急诊后，心电图的演变和急性心梗一模一样，后做急诊冠状动脉造影，发现冠状动脉状态良好。做心室造影，发现其心脏形状变化，图像形状特别像捉章鱼的罐子，原来是得了伤心综合征。

主持人："诊例一中李奶奶的心脏为什么会烂个窟窿？"

苏丕雄："这是冠心病引发的心梗发作，属于冠心病的严重并发症。在医学上称为室间隔穿孔，是指急性心梗后室间隔发生缺血，并出现心肌破裂产生的缺损。室间隔穿孔通常发生在急性心梗后。简单来说，心梗发作的时候容易发生室间隔和左室前壁的破裂。因为失去了供血，所以首先烂掉的就是这个间隔的位置。

没有血液供应，肌肉也就烂掉了。如果梗的时间特别长，烂的时间特别长，面积就会很大，会出现窟窿。"

主持人："这是特别罕见的吗？"

苏丕雄："目前约 1 100 万冠心病患者中发生心梗的概率是 25% ~ 30%，也就是说每年发生心梗的患者中有 250 万~ 300 万人。"

主持人："数目很庞大。在这些心梗患者当中死亡率高吗？"

苏丕雄："应该说是非常高的。如果没有恰当和及时的治疗，1 小时内的死亡率就达到 25%。如果不及时救治，1 周内的死亡率为 50%，6 周内的死亡率为 87%。"

主持人："临床上是男性还是女性更容易发生心脏烂窟窿呢？"

谢博洽："是女性。女性的心脏相比男性偏小，大概是三分之二。相对来说，女性的心室壁比男性也要偏小、偏薄一点，所以导致女性一旦发生这种心梗，更容易出现血管破裂。另外，绝经前的女性雌激素水平较高，这也和高龄女性更容易发生心脏破裂有关，因为绝经之后，雌激素的保护作用会明显降低，失去保护了。"

主持人："绝经时大部分女性处于更年期，情绪难免不稳定。诊例二中这位女性患者是不是就是这种情况？"

谢博洽："是的，情绪对心脏的影响在临床上也是很常见的，我们把这种情况的心脏病叫作章鱼罐子心脏病，也叫伤心综合征。"

主持人："除此之外，还有哪些因素与心脏烂窟窿的形成有关呢？"

苏丕雄："在临床中遇到最多的情况就是患者用药不规范。知道自己有高血压，但是吃药时一看血压降到正常范围了，就想不吃，就自动把药停了，一直等到再次出现头疼、头晕的症状时，才会想到血压是不是又高了。这种情况非常不好，因为血压的剧烈波动会造成内皮细胞损伤，伤害是很大的。而且血压变了，心脏的负荷就变了，过高或过低都会引起心梗的发作，更加容易出现心脏烂窟窿。"

🌿 疗护指南

1. 心梗的常见症状

·心梗起病急、变化快、风险高、死亡率高。心梗来临时最常见的疼痛是压榨痛。

·胸痛占到90%，因此胸痛是心梗的典型症状。

·牙疼、头痛、背痛、胸痛、嗓子疼。

·负重、寒冷的天气及饱餐后都容易导致心绞痛，进而导致心梗。

2. 什么人更容易出现心脏烂窟窿

70岁以上的女性或者有过首次急性心梗、心梗后救治不及时的人，就要比别人更多关注自己的心脏状态，因为这两点都是造成心脏烂窟窿常见的危险因素。

除此之外，情绪不稳定、常常生气的人，服药不规律、不严格的高血压患者，也属于容易发生心脏烂窟窿的危险人群。

3. 容易混淆的胃病疼和心梗疼

一类隐蔽的心肌缺血与"老胃病"的症状有相似之处，很多患者在出现早期症状时没有注意，从而耽误救治，直至出现心梗。

心肌缺血和老胃病的区别		
	心肌缺血	老胃病
发病时间	运动后、紧张后出现，持续时间短，休息后缓解，若心梗则时间长且重	有季节性，与进食有关，有时间规律，有饥饿痛，程度不是很重，持续时间较长
疼痛性质	绞痛或压榨痛，伴有胸闷、憋气、乏力、出汗	钝痛、胀痛、有烧灼感

心悸不慌张，国医有妙方

名医指导：**王庆国**（北京中医药大学原副校长、首批全国名中医）
李学斌（北京大学人民医院心血管内科主任医师）

你有感受过自己心跳的时刻吗？每个能感受到心跳的人都离不开一个"虚"字。心悸是心脏病的重要标志，无论是心阴虚、心阳虚，还是阴阳两虚都会出现心悸这个症状。那么，心悸都有哪些类型？我们应该如何应对呢？

❀ 名医会诊

诊例一：女性患者，40 多岁。2018 年年底某天下班的时候突然感觉心跳特别快，还伴有头晕，走不了路，感到特别恐惧。不久之后又发作了一次，从此不敢远行，走一段路就得休息一会儿。

诊例二：男性患者，30 岁。长期生活不规律，偶尔感觉心脏先猛地跳动几下，然后突然停一下，再继续跳动，跳的间隙比正常人要长，一天会出现几次，特别是安静坐下来的时候更明显。平时喘气费劲，常感觉胸闷，有时候还会出现水肿。

主持人："能感受到自己的心跳，这是一件好事吗？"

王庆国："中医认为'脏腑无疾恒不觉'。人体的器官在正常情况下是不应该被自我感受到的。如果能感受到这个器官，往往说明身体出现了问题，比如当我们能感受到心跳，不管是心跳太快、太慢，还是不规则乱跳时，都称为心悸，这是一种常见的疾病，尤其常发生在中老年人中。"

主持人："我们看看诊例一和诊例二是什么情况？"

王庆国："诊例一是室上性心动过速，发作的时候心率达到 120～140 次 / 分钟，正常人的心率是 60～100 次 / 分钟。心脏跳得快，心脏的供血、泵血就很差，会有濒死的感觉，平常也会有心悸、无力的感觉。诊例二是一个有非常严重心肌病的患者，当时已经出现了心脏扩大的情况，而且心衰的指标非常高，患者稍微走远些就会感到胸闷，上楼困难，经过治疗目前恢复得不错。"

主持人："心脏有跳得过快发病的，是不是还有跳得过慢发病的呢？哪个更危险呢？"

李学斌："心脏无论是跳得过快还是过慢，都有可能致死。心脏跳动过慢，时间过长，会引起心脏的供血不足，严重的时候会导致死亡。心跳过缓可能会发生头晕、乏力、心脏扩大、心衰、恶性心律失常和猝死等情况。但如果心脏跳得特别快，血同样射不出去，也会导致猝死。设想一下，如果心室每分钟跳200次、300次以上，这个心室肌就是乱哆嗦的状态，所以就不能把血供到大脑里去，这叫室颤，人也会晕倒，进而猝死。"

主持人："可能很多人都认为自己是脑血管病，不会往心脏上去想。"

李学斌："对。其实很多老年人发生头晕、不舒服，甚至眼前发黑时，大多会认为是大脑有问题了。关于脑血管病大家认识比较多，但是很多疾病可能是由心脏引起的，脑供血不足，心悸所致，所以要懂得区分心动过缓引起的晕和脑血管病变引起的晕。"

主持人："从中医角度来看，心悸分为哪些情形，又应该如何应对呢？"

王庆国："心悸主要分为心阳虚心悸、心阴虚心悸和心阴阳两虚心悸。上了岁数的老年人往往都有阳气不足的问题。此外，体弱多病的，有糖尿病、慢性胃病、溃疡性结肠炎、带瘤生存的人群，也容易出现心阳虚心悸。除了心阳虚，心阴虚也会出现心悸的症状。心阳虚导致的心悸往往心跳较慢，而心阴虚导致的心悸往往心跳较快。在焦虑、抑郁、神经官能症人群中，常常会出现心阴虚心悸的问题。"

主持人："那常常熬夜、经常加班、工作压力大的是不是也属于这种类型？"

王庆国："是的，熬夜伤阴，长期吸烟、喝酒的人也容易出现心阴虚心悸。心阴阳两虚也会出现心悸的问题，这种类型的心悸一般比较严重，常出现在重症心脏病患者中。"

🥣 疗护指南

1. 心动过缓和心动过速的标准

　　·心动过缓：心跳低于 60 次 / 分钟，就属于心动过缓。

　　·心动过速：在平静状态下的心率应该在 100 次 / 分钟以下，超过即属于心动过速。

2. 晕倒原因的自我判断法

	心动过缓引发的晕倒	脑血管疾病引发的晕倒
症状	乏力、眼前黑（黑蒙）、软瘫、无征兆、突然晕倒	伴随着肢体活动障碍、痉挛性抽搐，还会咬伤舌头、嘴㖞、言语不利等
原理	心脏停搏造成脑内供血不足，进而全身供血不足产生乏力	当脑血管发生缺血性、出血性中风时引发的肢体障碍

3. 心悸程度较轻患者调整方——耳穴埋豆

　　如果心悸的情况不是特别严重，在家可以用耳穴埋豆的方法来调理。

　　具体做法：取王不留行或小米，贴在耳朵上的心区和神门穴位上即可。

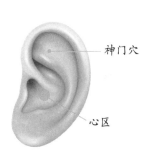

神门穴

心区

4. 不同类型心悸症状的区分方法

心阳虚心悸	心阴虚心悸	心阴阳两虚心悸
心悸不安、胸闷气短、形寒肢冷、面色苍白、舌质暗淡	心悸易惊、心烦失眠、五心发热、口干盗汗、头晕目眩、耳鸣腰酸	心悸怔忡、形瘦短气、虚烦不眠、自汗盗汗、咽干舌燥

5. 心阳虚心悸患者茶饮方

桂枝甘草代茶饮

☯**茶方**

桂枝 6 克、甘草 10 克、大枣 1 枚。

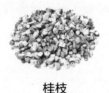
桂枝

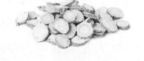
甘草

大枣

☯**用法**

泡水代茶饮。喝完后可以继续加水，一份药可以喝一天。大枣最好先烤一烤或者拿铁锅煲一下，让枣皮爆裂。

☯**名医叮嘱**

阴虚人群不宜饮用。耳鸣、口苦、牙疼上火的人群也不宜饮用。

6. 心阴虚心悸患者养生粥

酸枣仁粥

☯**食材**

酸枣仁 100 克、生地黄 15 克、粳米 100 克。

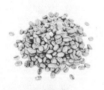
酸枣仁

生地黄

粳米

☯**做法**

将酸枣仁、生地黄水煎取汁，入粳米煮粥同食。

☯**功效**

此粥具有宁心安神、养阴生津的功效。其中，酸枣仁能滋养安神；生地黄能养阴清心，用于心阴不足之心烦急躁、心慌失眠等症状；粳米性平和，味甘、淡，可每日食用，是滋补之物，同时能降低胆固醇，减少心脏病发作和中风的风险。

7. 心阴阳两虚心悸患者汤方

《伤寒论》中用炙甘草汤来治疗心阴阳两虚心悸。古人虽然不知道心率，但认识到了脉搏。当心跳不正常的时候，脉搏也会不正常，而炙甘草汤可以将不正常的脉搏恢复到正常，因此后人也把炙甘草汤称为复脉汤。

炙甘草汤

🦥 药方

甘草（炙）12 克、生姜（切）9 克、桂枝（去皮）9 克、人参 6 克、生地黄 50 克、阿胶 6 克、麦冬（去心）10 克、麻仁 10 克、大枣 10 枚。

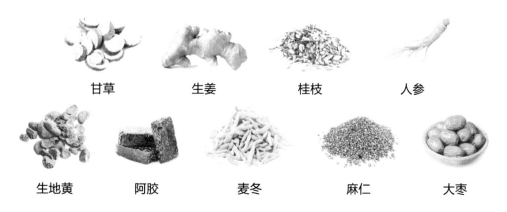

| 甘草 | 生姜 | 桂枝 | 人参 |

| 生地黄 | 阿胶 | 麦冬 | 麻仁 | 大枣 |

🦥 用法

上方以清酒七升，水八升，先煮八味，取三升，去滓，内胶烊消尽，水煎服，阿胶烊化，冲服，温服一升，日三服。

🦥 功效

此方具有益气滋阴、通阳复脉的功效。

🦥 名医叮嘱

炙甘草汤需专业医师配伍才能使用，请勿自行服用。当心阴阳两虚出现脉结代心动悸时，最好赶快去医院。

第五章

好药精着用，更显好疗效

六味地黄丸，你吃对了吗

名医指导：蔡　朕（首都医科大学附属北京中医医院肾病科副主任医师）
王国玮（首都医科大学附属北京中医医院风湿科主任医师）

中医药给无数百姓带来长寿的希望，其中最有代表性，也是最为国人熟悉的是六味地黄丸。六味地黄丸作为家中常备药，拥有卓越的祛病养生功效。但是我们通过调查发现，很多人对于六味地黄丸适合哪些人吃、应该怎么吃、什么时候吃等问题存在巨大误区。那么，六味地黄丸究竟应该怎么用才能发挥最好的效果，达到祛病延寿的目的呢？

❀ 名医会诊

诊例一：男性患者，65 岁。感冒后出现周身水肿，到医院检查，发现有严重的蛋白尿，每天漏出的蛋白尿达到 7 克（正常人的蛋白尿是 150 ~ 200 毫克 / 日），同时还出现了严重的低蛋白血症。做完肾穿刺活检确诊为膜性肾病，血肌酐也很高，还有急性肾功能衰竭。以六味地黄丸为主方，治疗两个月后，患者的精神状态明显改善。

诊例二：女性患者，50 多岁。到诊室的时候肚子大得像怀孕 7 个月，眼睛和皮肤都发黄，精神萎靡，走路困难。肝硬化腹水已经半年，发现乙肝已经 10 年。处方中有六味地黄丸的成分，还有一些益气养阴、利尿的药材。仅仅吃了一个月，腹水就慢慢消失了。

主持人："我们看到在诊例一和诊例二两位患者的治疗中都用到了六味地黄丸。"

蔡　朕："是的。诊例一是膜性肾病，患者比较消瘦，但四肢浮肿。当时选择六味地黄丸为主方，同时配合一些益气和胃、清热化湿的药材。两个月后病情明显好转，又经过两年调养，他的肾病综合征缓解了。"

主持人："我们都知道六味地黄丸好，对肝的作用为什么会这么好呢？"

王国玮："诊例二也说明，如果是肝硬化腹水，同时符合证型，使用六味地黄丸的效果也是非常好的。中医讲肝肾同源，它们之间的关系非常密切。肝病久了会影响到肾，肾病也会影响到肝，所以精血互生是说生理，而病理上它们又是难兄难弟，肝硬化腹水的晚期就有一个证型，就是它们两个同时产生疾病。"

主持人："六味地黄丸除了有大家熟知的补肾益肝功效，还有哪些功效呢？"

蔡　朕："它还有以下这些功效。"

六味地黄丸的多种功效
1. 能促进抗血小板凝聚，改善血液黏稠度。
2. 有一定调节血糖、血脂的作用。
3. 有改善记忆力和抗衰老的作用。
4. 对泌尿生殖系统有改善作用。
5. 能调节机体免疫力及对抗激素的不良反应。

主持人："地黄丸是一个大家族，选择服用的方法有哪些？"

蔡　朕："地黄丸加起来有18种，最常见的有麦味地黄丸、桂附地黄丸、杞菊地黄丸、知柏地黄丸等，它们各有各的功效偏好。麦味地黄丸（麦冬、五味子）能补肺，适用于肺阴虚，比如久咳、哮喘的人；桂附地黄丸（肉桂、附子）能温肾阳，适用于肾阴虚、肾阳虚的人；杞菊地黄丸（枸杞、菊花）能清肝明目，适用于急躁易怒、眼睛干痛的人；知柏地黄丸（知母、黄柏）能清火，适用于热象比较明显的人。"

主持人："六味地黄丸到底是由哪6味药组成的？"

王国玮："是由熟地黄、山茱萸、山药、牡丹皮、泽泻、白茯苓这6味药组成的。其中，熟地黄为君药，有滋补肾阴的功效；山药和山茱萸都是滋阴的，这3味药是'三补'；牡丹皮、泽泻、白茯苓是'三泻'。六味地黄丸之所以能成为不朽的千年古方，因为它的方剂体现了中医的严谨精神，讲求阴阳平衡、攻补兼施。"

🌱 **疗护指南**

1. 六味地黄丸的正确服用方法

饭前1小时左右服用	用白水送服（有痰喘的人群可以用生姜水）	一日最多两次，建议早、晚各一次	症状轻者只需服一次，建议晚上服用

六味地黄丸有一定的滋腻之性，最好空腹服用，减少它对脾胃的影响。另外，空腹服用六味地黄丸更能让药效直达病所。

2. 关于六味地黄丸的五大认知误区

六味地黄丸药性温和，无不良反应	有腰疼症状的人应该吃六味地黄丸调理	六味地黄丸更适合男性使用	随着时代变迁，六味地黄丸已经不适合小儿病	健康人群可以长时间服用六味地黄丸，预防疾病，延缓衰老

六味地黄丸作为大家熟知的补肾药，主要针对的是有肝肾阴虚症状的人群。同时，虽然六味地黄丸药性很温和，但毕竟也是药物，不是保健品，所以不适合作为保健药长期服用。

3. 不适合用六味地黄丸的四类人

希望引起大家重视，避免出现越吃越伤身的情况。

素体偏胖，有热象的人群	阳虚人群	脾胃不好的人群	健康人群不宜长期服用

注意：中医中说的"热象"，指口干舌燥、尿血、月经提前、吐血、舌质红绛等症状。

有了三七，再不怕血瘀

名医指导：黄　力（中日友好医院中西医结合心脏内科主任医师）
于振宣（中国中医科学院西苑医院综合科主任医师）

我们日常中说的血瘀是指经脉里的血，也叫"经脉之血"，早期是血行不畅，比较严重则出现血液停滞，会导致全身出现血管疾病。但我们往往会忽略另一种血瘀，叫作"离经之血"，经脉是运行气血的通道，当血不在经脉中循行就是"离经之血"。"离经之血"是没有生命力的血。出现了什么症状能说明有血瘀证？有没有预防的良方呢？

❋ **名医会诊**

诊例一：杨先生，70 多岁。2017 年 2 月因严重血尿入院，做膀胱镜后，由于年龄大和压力大引起心梗，严重时血红蛋白只有 60g/L，输了 400 毫升的血，在 ICU 住了 7 天，下了病危通知。后经多次改方治疗，终于脱离危险，恢复了正常生活。

诊例二：大学生，20 多岁。因视力模糊去看眼科，结合诊疗发现已经有视乳头水肿，肾功能受损，心脏也变大了。

主持人："诊例一中杨先生这个病例是怎样的情况？"

黄　力："他的血红蛋白数值比较低，意味着有严重的贫血，短期内大量出血会造成失血性休克。当时需要抗凝治疗，一般会采用阿司匹林、氯吡格雷等药物，但是一用药，血尿就增多，用止血药，心脏又很危急，所以经过衡量和修改方案，决定主要用中医手法来治疗。"

主持人："再来看看诊例二中这个大学生的病例。"

黄　力："我们的心脏就像是人体的泵，通过血管把营养物质送到全身。身体有大血管和中小血管，大血管以弹力纤维为主；中小血管以平滑肌为主。大血管发生病变，弹力会出现问题；小血管发生病变，就会出现医学上所称的玻璃样变性。"

主持人："那他是眼部的小血管发生了玻璃样变性吗？"

黄　力："是的。从他眼部血管的问题可以看到全身的病况，我们在检查中已经发现了他肾脏的问题，说明肾小球也已经出现玻璃样变性。"

主持人："看来很多疾病都是随着血管玻璃样变性带来的。那这种玻璃样变性从中医角度来看是什么原理？"

黄　力："血管的玻璃样变性主要是细小血管的病变，从中医的角度来看叫作'久病入络'，络脉出现了血瘀，瘀久造成血管堵塞，这是血瘀的另一种表现。针对不一样的血瘀，治疗上除了平时常说的活血化瘀，还应该恢复血管的弹性。有一味中药，它既有活血化瘀的功效，又有减缓血管玻璃样变性、保持血管弹性的效果，被称为血管的'弹力素'，这味中药就是三七。"

主持人："中医的血瘀和西医的出血有何不同？"

于振宣："血液溢出为'离经之血'。它有两种情况，一种是外伤，比如腿受伤，血液进入肌肉组织了；另一种是内出血，比如大脑出血，西医认为是出血，中医认为是内出血，但是治疗上视它为瘀血。中医讲'离经之血'即为瘀血，血液出了脉道就是瘀血。三七可以很好地解决'离经之血'。"

主持人："那三七任何人都能使用吗？分寒热吗？"

于振宣："在中医药中，三七性温，乃阳明厥阴血分之药，故能治一切血病。长期服用三七，对人体有双向调节作用，既能止血，又能活血，对调理血瘀有很好的功效，是心绞痛和冠心病患者的良药。初服三七的人可能会觉得有点口干，适应以后就会好转。"

主持人："三七调理对哪类人群更有益处呢？"

于振宣："子宫肌瘤、脂肪肝、乳腺增生、肝硬化、糖尿病、面红目赤、高血脂、中风、冠心病、肺心病等患者都可以用三七。"

🍶 疗护指南

1. 哪些症状预示着血管有玻璃样变性

·高血压病史超过 5 年。

·视物模糊。

·记性变差。

·头痛、失眠。说明脑血管存在问题，大脑的细小血管出现玻璃样变性后，会有轻微出血或是影响到神经的睡眠回路，神经出现病变后会造成头痛、失眠。

·夜尿多，泡沫尿。这是肾功能损伤的一个表现，这里的夜尿多是指夜间的尿量比白天多，而不是夜尿次数多。

2. 哪些检查能测出血管发生玻璃样变性

·初步检查可以做脑血流图（TCD）。

·进一步检查可以做头颅 CT、核磁共振。

·做心电图、超声心动图查看心脏是否变大。

3. 血管"弹力素"三七的特点

·活血化瘀，小血管的玻璃样变性是瘀血入络，三七可以预防血管的玻璃样变性。

·软化血管，保持血管弹性，三七含有人参皂苷、黄酮类物质，可以保持血管弹性，缓解血管纤维化的改变。

·既活血又止血，具有双向调节作用，能解决"离经之血"的问题。

4. 单用三七粉的功效

三七粉能促进血液循环，改善毛细血管的状态，能够治疗或预防糖尿病、高血压等疾病引起的周围血管病变。

㉔用法

吞服：每日 1 ~ 3 克。煎煮：每日 3 ~ 10 克。

✿适宜人群

适用于有"三高"问题、冠心病、中风、肾病、血尿、高脂血症等人群。

✿名医叮嘱

治病和保健所用的克数是不一样的，可以咨询医生服用。

5. 预防血管玻璃样变性的药方

活血化瘀通络基础方

✿药材

三七 10 克、葛根 10 克、川芎 10 克。

✿用法

煎制服用。

✿功效

此方中，三七能活血化瘀、止血通络，可用于治疗冠心病；葛根可以解肌发汗、生津止渴、止泻，能治疗项背强直、脖子发梗、扩张心脑血管等症状；川芎是血中气药，可以行气理气，除了能治疗心脑血管疾病，也可用于治疗妇科疾病。

✿名医叮嘱

出血倾向比较多的人要慎用。该方为基础方，具体使用时的方药增减和剂量多少一定要谨遵医嘱。

抗肿瘤四味，你认识它们吗

名医指导：王笑民（首都医科大学附属北京中医医院肿瘤科主任医师）

候　炜（中国中医科学院广安门医院肿瘤科主任医师）

郑红刚（中国中医科学院广安门医院肿瘤科副主任医师）

　　大多数人谈"癌"色变，因为肿瘤细胞生长得实在太快了，我们面对飞速疯长的肿瘤常常束手无策。其实，早在两千多年前的《黄帝内经》中就有"瘤者攻之"的记载。中医药是中华民族之瑰宝，在肿瘤治疗中的应用日益广泛，能让越来越多的患者重拾自信。抗肿瘤四味指的是哪四种中药？我们该如何预防肿瘤呢？

❀ 名医会诊

　　诊例：郭爷爷，73 岁。14 岁时肠胃出血，60 岁发现是肠癌晚期。经历了 12 次化疗，化疗没过多长时间，肿瘤转移到了左肺上叶，从此不再化疗。到中医院就诊时，整个人心慌气短，没精气神，肚脐眼疼，要一直按着才舒服一点儿，大便黑带油样，情况复杂又沉重。吃了 5 剂中药有了起色，病情出现转机。

　　主持人："郭爷爷这个病例是临床上比较严重的情况吗？"

　　王笑民："是的。他手术时已经是三期，而且有淋巴转移。他做了 12 次化疗，没过多久肺里出现东西了，说明化疗药物对转移的病症没有起作用。唯一幸运的就是转移后只在一个肺叶里，还可以切掉。肿瘤前一阶段经过西医的攻击性治疗，把肿瘤消除得差不多了，负担已经较轻了，这个时候身体很虚，于是抓准时机调理、补养，把气调补了起来。郭爷爷用了一两个月的中药，基本上把身体营养调节好了。"

　　主持人："郭爷爷的好转离不开能治病救人的草药，它们入药的部位虽然各不相同，但效果却是一样的。它们便是临床上常用的抗肿瘤四味，都是什么呢？"

王笑民："是龙葵、白英、藤梨根和木鳖子。龙葵药性苦寒，能清热解毒，抗癌散结；白英能清热解毒，利湿化瘀；藤梨根就是猕猴桃的根，有清热利湿、解毒散结的作用；木鳖子有两种，因为其毒性，所以临床上应用时用量非常谨慎。"

主持人："肿瘤的发生、发展过程不是一朝一夕的，而是分期发展的，所以掌握发展步骤很重要。"

候　炜："是的，肿瘤发展步骤基本可以分为：火、炎、焱（yàn）、燚（yì）。'火'和'炎'可以自行调节，但'焱'和'燚'需要介入正规治疗。"

主持人："肿瘤到底可怕不可怕呢？"

候　炜："肿瘤不可怕，癌症是慢性病，可防、可控、可愈，在适当的时机积极介入治疗是可控的。"

主持人："肿瘤真的可以预防、控制吗？应该怎么做呢？"

郑红刚："防癌分三步。第一步，固护正气。肿瘤需守，正气存内，邪不可干。随着年龄的增长，人的身体机能是退化的，如果先天不是很好或有不足，后天又失养，导致正气虚得更厉害。"

郑红刚："第二步，调理气机。肿瘤需防，调畅气机，扶正固本。肝主疏泄，是中枢重要的器官，如果中枢机关出现问题，就会出现气机失调的情况，主要原因还是正气虚，邪气乘虚而入，造成其他脏腑功能相互失调。"

郑红刚："第三步，扶正祛邪。肿瘤需攻，扶正祛邪能防癌。身体有瘀、有邪时痰多，痰湿壅盛，停留在内脏，导致肥胖，还可能出现结节。"

健康小贴士

肿瘤早期不适合进补。此时，癌细胞处于生长特别旺盛的阶段，比正常的细胞要"厉害"得多，补品会全都让癌细胞抢走，变成癌细胞生长的"养料"。

🥣 疗护指南

1. 不同阶段癌症的主要表现和预防药方

正气虚弱	气机失调	血瘀明显
面色㿠白，精神不振；怕冷、腰膝酸软，说明肾阳气不足；食欲差、乏力，说明脾气不足	打嗝、胃痛、暴躁、咳嗽	瘀血证会导致皮肤不好，肌肤甲错，指甲不红润、发黑，嘴唇发暗，面色无光发暗，舌质发紫，舌苔偏黄，有齿痕等症状
理脾补肾糕	三叶茶	化瘀药包

2. 能固护正气的糕

理脾补肾糕

🍂 食材

党参 10 克、莲子 10 克、薏苡仁 10 克、山药 30 克、补骨脂 10 克、糯米粉 30 克、粳米 30 克、蔗糖适量。

🍂 做法

把所有食材放在一起打碎，用蔗糖将其黏在一起。

🍂 功效

此糕具有和胃、健脾、补肾的功效。党参能补脾益气，扶住正气；莲子能补脾利湿，养心安神；薏苡仁能清利湿热、健脾止泻；山药能补肺、脾、肾三脏；补骨脂能温阳补肾；糯米粉能补益脾气，治虚汗；粳米能健脾和胃。

🍂 名医叮嘱

理脾补肾糕是保健养生方，如果真的出现肿瘤问题，一定要及时就医。

3. 能调理气机的代茶饮

三叶茶

⊗茶方

紫苏叶 10 克、荷叶 5 克、桑叶 5 克。

⊗用法

温开水冲泡，盖上盖子焖一会儿即可。

⊗功效

此茶具有疏肝解郁、调和脾胃的功效。紫苏叶能发汗解表，行气宽中；荷叶能生发清阳，清暑化湿；桑叶能清肺润燥，平肝明目。三者合力，以调脾胃升降，兼顾疏肝胆之气，可以调节全身气机正常运行，并且具有抗肿瘤的作用。

4. 能化瘀的药包

⊗药方

半夏 10 克、白芥子 10 克、莪术 10 克、郁金 10 克、连翘 10 克、全蝎 10 克、蟾蜍 10 克、生牡蛎 10 克。

⊗用法

煎制服用。

⊗功效

其中半夏、白芥子能化痰浊；莪术、郁金能活血化瘀；连翘、全蝎和蟾蜍有解毒的作用；生牡蛎能软坚散结。

⊗名医叮嘱

此组药材有很多配伍，不同的人有不同的配伍，具体用量、用法谨遵医嘱，切勿自行使用。

经络圣手：牛膝、仙灵脾、补骨脂

名医指导：李佩文（中日友好医院中西医结合肿瘤内科主任医师）
　　　　　朱世杰（中国中医科学院望京医院肿瘤科主任医师）

　　一位德高望重的老中医，从医近 50 年，是中国中医科学院广安门医院的第一届研究生，他桃李满天下。一位有心的学生，收集了老先生的 1 116 张药方，这些药方对补肾强骨有奇效，甚至还能对抗肿瘤。为了探究药方背后的秘密，我们将 1 116 张药方导入电脑后，进行大数据分析，发现了一个惊天的秘密。这位国医是谁？他药方的秘密究竟是什么呢？

❀ 名医会诊

　　诊例： 女性患者，50 多岁。一开始是腰疼，然后是大腿隐隐约约疼，按摩后会好一些。她以为是平时走路多累的，但几个月后情况越发严重，腰部鼓出了包。去医院检查发现是肿瘤侵犯到了盆骨，原发灶在肺部，已经出现了骨转移。由于原发灶的位置比较隐蔽，所以患者没有出现咳嗽、憋气、呼吸困难的症状。

　　主持人：" 中医的用药之秘是归经。什么叫归经？"
　　李佩文：" 在药材之中，有的药对某些部位的脏腑、脏器有用，对另一些部位就没用。这两千年来，老中医们慢慢把这个规律找到了，选择把不同穴位、不同药物与不同脏器对应起来，将多种中药分类，有的归心经，有的归脾经，有的归肾经。中医能准确地找到那个位置，解决那个位置出现的一些相对应的问题，这就是精准治疗。"
　　主持人：" 朱老师的大数据调查、研究可否能佐证刚才李老师的中医观点？"
　　朱世杰：" 能。我们用现代医学方法来证实，用小白鼠骨头实验来证明骨肿瘤的治疗效果，确实和古人临床总结的精准治疗结果——归肾经的药物治疗效果最佳的结果相一致。"

主持人："我们来看看这么多良方中使用频率最高的 3 味药材，它们分别是什么？"

李佩文："牛膝、补骨脂、仙灵脾。"

牛膝	补骨脂	仙灵脾
归肾经，引诸药下行。"善引气血下注，是以用药欲其下行者,恒以之为引经"（《医学衷中参西录》）	具有补肾壮阳的功效，能治疗骨折、愈合骨头等，同时用于治疗肾不纳气之虚寒喘咳	补腰膝，强心力。"治一切冷气劳风，筋骨挛急，四肢不任，老人昏耄，中年健忘"（《日华子本草》）
牛膝性喜下行而通达下肢，所以在治疗四肢筋骨损伤、下肢痹证中常加入它作为下肢的引经药	补骨脂对于治疗肿瘤造成的骨破坏有效	仙灵脾对下焦温热的作用很大，如果有足跟疼痛且局部的皮肤不红肿，并伴有头晕耳鸣、两眼昏花、腰膝酸软发凉、手脚不温的症状，用这味药材制作的"足贴"会带来奇效

朱世杰："诊例中的这位患者，在治疗原发灶的同时，也有用补骨脂治疗骨头。通过李老师的经验方，两到三个月后患者恢复得不错，盆骨部位缺失的骨头慢慢长出来了。除了补骨，贫血、体力不好的时候也可以用这味药材。李老师推荐手脚发冷、腰膝酸软、乏力、瘦弱的人群可以试试补骨脂煮水喝。"

❧ 疗护指南

1. 古今补肾良方——青娥丸

青娥丸

🈸药方

补骨脂 10 克、杜仲 10 克、核桃仁 10 克、大蒜 8 克。

⊛用法

将以上 4 味药材研磨为细末，炼蜜为丸，每丸 6 ～ 9 克。口服，每次 1 丸，每日 2 ～ 3 次。

⊛功效

此方不仅有补益肾气、延缓衰老的功效，还能提高骨密度，对防治中老年人骨质疏松症有良好的效果。

⊛名医叮嘱

此方中的药材带有脂类，含油量较多，大便溏泻、腹泻的人群慎用。此方具体用量用法要遵医嘱。

2. 仙灵脾足跟贴药包

⊛药方

仙灵脾 10 克、冰片 10 克、威灵仙 10 克。

⊛用法

（1）将药包煮出汤。

（2）将洗干净的鞋垫（棉布制作的）或者新的鞋垫，放到煮好的药包汤汁里。

（3）泡半小时到一小时，晾干。

（4）为了保证药物的持续作用，建议一周更换一次鞋垫。

⊛功效

此药包中，仙灵脾能补肾；冰片能促进药物透皮吸收；威灵仙可以止疼，并辅助仙灵脾补肾。冰片不溶于水但溶于酒精，可以用75%的烧酒化开后放到水里，冰片也可以用薄荷脑代替。

⊛名医叮嘱

具体克数遵医嘱。脚后跟情况严重者，建议直接把药包贴在脚后跟上，效果会更好。

补益圣药和雌激素

名医指导：梁晓春（北京协和医院中医科主任医师）
郁　琦（北京协和医院妇产科主任医师）

《黄帝内经》中记载："年四十，阴气自半也。"是指年过四十人的身体开始走下坡路。如果虚了，自然就要适当进补，中成药是一个很好的选择。但如果补错了，就有可能会火上浇油，身体反而会更糟。补很重要，补对时机更重要。那么怎样才能知道自己是气虚、血虚、阴虚，还是阳虚呢？又该如何对症进补呢？在更年期的特殊时期如何做到正确服药呢？

❀ 名医会诊

诊例一：男性患者，80岁。没精神，开始吃冬虫夏草等补品，吃完后口干舌燥、心烦，比不吃还难受，就医发现他有阴虚内热的问题。此时，应该养阴清热，用点凉性的药，可是却吃了好多补肺肾之阳的冬虫夏草，用了热药，就等于火上浇油，不仅不能缓解症状，还出现了新的问题。

诊例二：男性患者，60多岁。有慢性胃炎病史，大便干，服了增液口服液，大便通了，甚至开始泻了，一天好几次，饭也吃不下，精神特别差。就医后才知道，他是由于脾胃虚寒出现了便秘，脾和胃的运化变差，肠道蠕动差，此时应健脾，结果用了养阴的凉药（增液口服药），这可是"雪上加霜"，不仅由便秘变成了腹泻，还加重了其他症状。

主持人："中老年人的补药都应该怎么选择呢？"

梁晓春："这是一个普遍问题。中医讲'热则寒之，寒则热之。虚则补之，实则泻之'。以虚证为例，虚证就是中医讲的一切气血阴阳的亏损引起的病症。

虚证有气虚、血虚、阴虚、阳虚。要补，补得不好不对，可能会适得其反。就像诊例一的情况，本该滋阴，反而用了补阳的药。"

主持人："那诊例二是什么情况？"

梁晓春："他是正好相反的情况。脾胃虚寒的患者应该健脾治疗却误用了凉药，所以症状加重了。中医治疗一定要做到辨证论治，对症下药。"

主持人："好危险，那这么多补药到底怎么补？乌鸡白凤丸是女性的补益圣药，五子衍宗丸是男性的补益圣药，对吗？"

梁晓春："不是这样的。任何补益良药都要对症，不是简单以性别区分的。血虚面色苍白，尤其肝血亏虚的，可以选用乌鸡白凤丸；阳虚畏寒，但不太好分辨肾阴虚还是肾阳虚的人，可以选用五子衍宗丸。最关键的是，所有补药都要对症。"

主持人："女性在更年期除了吃对补药补益身体，是否还需要补充雌激素？"

郁　琦："女性到了更年期，雌激素就会发生断崖式下跌。在绝经后 10 年内，在 60 岁之前，要注意适时适量地补充雌激素，可以降低 50% 患心脏病的风险，还能大大降低患阿尔茨海默病、骨质疏松症等疾病的风险。"

主持人："是所有女性都能补充雌激素吗？"

郁　琦："不是所有人都能补充雌激素。严重的肝肾功能障碍的人、乳腺癌患者、正在出血的人、怀孕的人、有血栓的人、患中风的人不能补充雌激素。而且在补充雌激素的过程中，每年都要重新进行评估，医生会根据个人的实际情况做相应的补充方案，用药一定要遵医嘱。"

主持人："很多女性对于雌激素的补充有太多担心，比如会不会与乳腺癌等妇科病症相关，会不会导致肥胖等。那么到底怎么补呢？大众普遍认为的含有雌激素的木瓜、蜂王浆和豆腐是否能给身体补充雌激素呢？"

郁　琦："不是所有的激素都会让人发胖。大家所担心的会让人变胖的激素是肾上腺皮质激素。雌激素不是肾上腺皮质激素，所以这是一个认知上的误区。在合适的时机补充合适量的雌激素非常重要，雌激素不但可以保持血管光滑，减少疾病发生的风险，还能让女性'冻龄'，更显年轻。另外，木瓜、蜂王浆和豆腐都不是补充雌激素的食材，这些都是误传。"

疗护指南

1. 不同虚证的对症补益方案

气虚	血虚	阴虚	阳虚
乏力气短，自汗，活动后加重。如果乏力加食欲不振就是脾气虚；乏力加腰膝酸软就是肾气虚；乏力加心慌气短就是心气虚	面色苍白加心慌、心跳是心血虚，平时可能还有睡眠不好的表现；面色苍白加胁肋痛，手指无力，指甲易断裂是肝血虚	周身燥热、口干、晚上加重。五心烦热加心悸是心阴虚；五心烦热加胁肋痛是肝阴虚；五心烦热加腰膝酸软是肾阴虚；五心烦热口干舌燥、干咳无痰是肺阴不足	畏寒加大便稀是脾阳虚；畏寒加腰膝酸软、阳痿早泄是肾阳虚；畏寒加心悸怔忡是心阳虚
可用黄芪、人参。中成药可以选补中益气丸，用药谨遵医嘱	可选乌鸡白凤丸。乌鸡白凤丸以补血为主，但是里面也有补气的药，气血不足的人，不管男女都可以用。注意在医生指导下使用	可选六味地黄丸为基础方，要根据不同的阴虚选择不同类型的地黄丸	可选金匮肾气丸。甲亢病人，心烦急躁、怕热出汗，应该吃六味地黄丸；甲减的人怕冷，反应迟钝，腿肿胀，可以吃金匮肾气丸
高血压患者慎用人参；没有症状也不要吃补气药。可以饮食调整，吃点山药、莲子、茯苓等，预防气虚	如果存在血虚的表现，但又不典型，也可用食疗，比如炖乌鸡当归汤，里面加 30 克左右的当归	阳虚和感冒的患者不要吃滋阴的药	感冒和高血压患者不要吃补阳的药

2. 缺少雌激素引发的疾病

- 人体缺少雌激素，很容易导致脂质斑块沉积血管壁，还容易出现钙化。
- 心脏、大脑也会出现问题，心血管堵塞，心脏血供减少，导致心肌坏死。
- 脑血管堵塞，大脑血供减少，中风随之出现。
- 骨头里的钙会因为缺乏雌激素逐渐流失，造成骨质疏松。
- 骨里的钙进血进尿后，尿液里的钙量增加，容易出现肾结石。
- 情绪难以控制和缺乏雌激素也有关系。

3. 补充雌激素的正确时机

医学专家建议，从绝经开始 10 年之内补充雌激素，也就是 60 岁之前补充雌激素。

在有疾病征兆出现时开始补充，才能有效预防。如果绝经前不缺雌激素，但出现了潮热出汗、爱发脾气等更年期症状，也是缺乏雌激素的迹象。具体每个人需要补充多少雌激素，需要找医生每年进行重新评估。

藿香、佩兰让你安稳过三伏

名医指导：王　北（首都医科大学附属北京中医医院风湿科主任医师）
　　　　　　张　秦（首都医科大学附属北京中医医院风湿科主任医师）

夏天三伏最难熬，中老年人更是如此。你一定也看过不少消暑祛湿的养生文章，里面的养生知识到底对不对呢？实际临床发生的夏季吃苦、出汗排湿、清热去火导致严重疾病的病例并不少。三伏天里，中老年人如何做才能正确消暑祛湿呢？

❀ 名医会诊

诊例一： 张阿姨，50多岁。体重超重，夏季三伏天非常喜欢用藿香正气水、冰袋等传统的祛暑方法，而且坚信不疑。后出现身体不适就医。

诊例二： 连阿姨，50多岁。平时蔬菜瓜果吃得较多，肉比较少；每天活动出汗排湿，能走1万多步；平时吃点冰棍、喝点绿豆汤去热，觉得自己很懂养生，结果却出现了胸闷、头晕、腿沉、燥热无力的症状。去中医医院检查后，发现体内湿热内蕴，险些酿成大祸。

主持人： "三伏天养生有讲究。好多中老年人都会从自己的朋友圈文章里得到所谓的养生方法，这样太不靠谱了。"

王　北： "藿香正气水防暑有误区。藿香正气水有解表祛湿、理气和中的功效，但只对一部分身体较湿的人有用。藿香性辛温，如果在夏天中暑，出现高热大汗、头晕、疲乏，甚至昏迷的时候用辛温的药物，会使身体的阴液流失得更多，出汗更多，更加疲乏无力，甚至出现意识丧失。所以像诊例一中张阿姨这种湿热体质的人就不能用藿香正气水，用药要谨遵医嘱。"

主持人："很多人都觉得藿香正气水就是万能水，没想到还要分体质吃。湿热体质不能用，那湿热是怎么来的呢？"

王　北："中医有个词叫湿热熏蒸。我们先来说'湿热'。每个人的体质是不一样的，阴虚体质的人会偏热。那此时，这类人若是再受了湿，就容易出现湿热症。湿和热纠缠在一起容易，分开却很难。"

主持人："那什么是'熏蒸'呢？"

张　秦："'熏蒸'指湿热后又蒸腾上熏。人体感觉就是有湿热的蒸汽向上蒸腾，让人觉得胸闷憋气，憋得慌，喘不过气，有的人还会感到黏腻，在中医上就是湿热熏蒸。"

主持人："另外，还有不少阿姨问冬瓜、西瓜、苦瓜，这'三瓜'能消暑祛湿吗？"

王　北："冬瓜、西瓜、苦瓜能清热，但是都性偏凉，寒凉助湿，湿有凉会出现冰伏，不仅湿去不掉，还会越积越多。如果将'三瓜'当作药物，过量食用就会出问题，比如诊例二中的连阿姨。"

主持人："三伏天可以以热制热吗？不少人觉得夏天应该多出汗。"

张　秦："很多人认为养阳就是捂着出汗，中医说'汗血同源'，你出的汗实际上是身体里的精微物质，也会带出一些阳气，所以有些人出汗之后会感到疲乏无力。另外，出汗时毛孔张开，容易招致外邪入侵，加重病症。"

三伏天如何祛除湿热	三伏天如何祛除寒湿
阴虚 + 湿邪 = 湿热	阳虚 + 湿邪 = 寒湿
湿热内蕴的症状：胸闷气短、口干口苦、耳目昏聩、身上皮疹、四肢倦怠、肌肉疼痛、筋脉挛急、呕吐腹泻、口渴、不思饮食、关节红肿热痛、神志异常	寒湿的症状：四肢酸痛、屈伸不利、厌倦乏力、大便溏稀、畏寒肢冷、腹痛泄泻、浮肿、关节疼痛、头昏脑涨

❤ 疗护指南

1. 除湿丸

❀药方

连翘5克、炒栀子5克、黄芩5克、白鲜皮5克、猪苓5克、茯苓皮5克、泽泻5克、当归5克、紫草5克、熟地黄5克、牡丹皮5克、茜草5克、威灵仙5克。

❀用法

直接从医院购买成品。口服，一次1袋，一日2次。

❀功效

此方中，连翘、炒栀子、黄芩有清热的功效；白鲜皮有解毒的功效；猪苓、茯苓皮和泽泻有利湿的功效；当归、紫草、熟地黄、牡丹皮、茜草有养血的功效；威灵仙有加速祛湿的功效。

❀名医叮嘱

此方具体用量用法要遵医嘱。除湿丸具有清热凉血、祛湿解毒的功效，是针对湿热病症患者的。如果有湿热内蕴的症状，可以在医生指导下使用。

2. 调动阳气——通阳除湿操

·抬头望月

双脚与肩同宽，两手慢慢举起，在头顶交叉，放到颈后，胳膊肘夹起，慢慢抬头，眼睛看斜上方，坚持5秒钟，慢慢回正。

·风吹杨柳

两手翻掌，从身体两侧向上走，两手在头顶交叉，向上翻掌，重心移到右腿，左脚向侧方点出半步，向跷脚尖的方向侧弯腰，慢慢地弯下去，再慢慢回正，收脚，重复做另一侧。

·俯仰乾坤

两手放到体前，两手心朝上，向下弯腰45°，两手往起抬，保持腰不动。抬起以后，眼睛看手，跟着腰向上走。轻微后弯腰，两手头顶交叉，向上翻掌的同时身体直立，眼睛直视前方，坚持5秒钟，慢慢把手放下。

3. 佩兰红茶

🕐 茶方

佩兰 10 克、红茶 10 克。

🕐 做法

佩兰和红茶按 1∶1 的比例，取适量（4 个手指头轻轻一抓）泡茶饮用即可。

🕐 功效

此茶具有芳香化湿、醒脾开胃、发表解暑的功效。

🕐 名医叮嘱

为避免晚上失眠，建议上午饮用，不要饮浓茶。体质湿热的人要慎用红茶。中老年人，特别是脾胃虚弱的人，在夏天可以喝点红茶。

4. 藿香正气水的使用注意事项

湿热体质者不能用藿香正气水，但是如果有寒湿症状，可以在医生指导下使用。

在家可以单用藿香煮水喝，取 10～15 克藿香煮 15～20 分钟，能辅助祛寒湿。

5. 调理虚弱劳损状态的养生菜

茴香炖牛肉

🕐 食材

小茴香 10 克、山药 10 克、大枣 10 枚、莲子 50 克、茯苓 50 克、牛肉 250 克。

🕐 做法

以上材料除小茴香外一起煮，等快出锅的时候撒上一些小茴香即可。

🕐 功效

这是由补诸虚百损的古方改良的美食。其中，牛肉有健脾养血、补中焦的功效。

让溃疡感到害怕的中药家族

名医指导：**李军祥**（北京中医药大学东方医院脾胃肝胆科主任医师）
　　　　　王　军（北京中医药大学东直门医院针灸科主任医师）

　　人体内很多地方都会出现内疡，比如口腔溃疡、食管溃疡、胃溃疡、十二指肠溃疡、溃疡性结肠炎等消化系统溃疡。它们虽然都是内疡，但不同部位，致病的热邪也不同。不同内疡的发病机理究竟是什么？治疗内疡功效卓越的中药有哪些？

❀ 名医会诊

　　诊例：孙先生，60多岁。有严重的食管溃疡，病情严重时无法进食，完全靠流食，如果继续发展下去，可能会穿透食管肌层，危及生命。30多年来孙先生四处求医，但效果不好，病情越发严重。后来通过3个多月的中医治疗才明显好转，终于摆脱了流食，生活质量明显提高了。

　　主持人："诊例中孙先生的多年顽疾到底是怎么回事呢？"

　　李军祥："孙先生的疾病是严重的食管溃疡，从中医的角度讲叫作内疡。内疡的主要成因是热败肉腐，从而形成溃疡，一旦形成溃疡，就要清热泻火，去腐生新。"

　　主持人："也就是说溃疡由热邪引起，这个发病机理是怎样的？"

　　李军祥："食管溃疡、胃溃疡、十二指肠溃疡，这三种溃疡是由肝胃郁热引起的；溃疡性结肠炎是由湿热壅肠引起的；口腔溃疡是由心脾积热引起的。经常郁闷或者生气，容易导致肝气郁结，长此以往，气机不畅就容易化热生火，火烧到胃就是胃溃疡，烧到食管就是食管溃疡，烧到十二指肠就是十二指肠溃疡。"

　　主持人："不同类型的内疡症状表现也不同吗？"

李军祥："症状表现差不多。"

肝胃郁热引起的内疡症状	湿热壅肠引起的内疡症状	心脾积热引起的内疡症状
反酸烧心、反食嗳气、上腹部胀满疼痛、胃中嘈杂、大便干结、小便短赤、舌红苔黄	腹泻、大便次数增多、有时便中带有黏液或脓血、腹痛冷痛、四肢不温、肛门灼热、口渴、小便黄赤、舌质红绛、苔黄腻	如果心脾积热，它就会循经上冲，熏蒸舌头和口腔，导致口舌生疮。当然，心脾积热引起的溃疡没有前两种那么严重

主持人："给孙先生治疗时使用的救命药是什么？"

李军祥："这个药叫康复新液，是美洲大蠊（蟑螂）干燥虫体的提取物，我们古人经常用它来通利血脉。该药的提取物含有多元醇类、肽类物质，还有大量细胞生长因子，可以促进溃疡的创面愈合，同时它有通利血脉的作用，可以改善、增加溃疡的局部血流量，提高溃疡的愈合质量。"

主持人："除了蟑螂的提取物，还有其他功效相仿的药材吗？"

李军祥："还有赤石脂、枯矾、炉甘石、五倍子，它们都有敛疮护膜的作用，但毕竟是药材，需要遵医嘱服用。"

主持人："生活中我们最常见的溃疡就是口腔溃疡了。口腔溃疡频繁出现，这是小问题吗？"

王　军："虽然是口腔溃疡，但是不同位置的口腔溃疡是和不同内脏的健康相关的（如右图所示）。口唇、口颊位置的溃疡多与脾胃积热有关；舌头上的溃疡通常称为舌疮，往往与心火有关，心火旺盛，常容易烦躁，同时伴小便短赤、口苦等表现。"

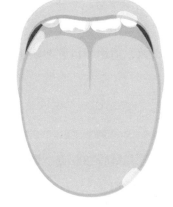

口腔溃疡示意图

❀ **疗护指南**

1. 疏肝清热方——调理肝胃郁热

　　☯药方

　　黄连 5 克、吴茱萸 5 克、陈皮 5 克、蒲公英 5 克、制半夏 5 克、乌贼骨 5 克、浙贝母 5 克、茯苓 5 克。

　　☯用法

　　煎制服用。

　　☯功效

　　此方中，黄连能清心火、泻肝火；吴茱萸能散肝疏肝；陈皮、茯苓、制半夏能理气和胃；乌贼骨和浙贝母能制酸；蒲公英能清热止痛。

　　☯名医叮嘱

　　此方属于药方，如果用药，需找专业医生根据情况加减化裁。

2. 清心贴

　　☯药方

　　吴茱萸 30 克。

　　☯用法

　　研磨成粉，用陈醋调匀，贴于涌泉穴。

　　☯功效

　　此贴有温中散寒、降逆止呕、引火归原的功效，适用于口腔溃疡患者。

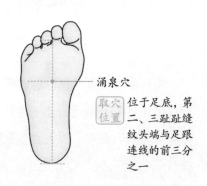

涌泉穴

取穴位置 位于足底，第二、三趾趾缝纹头端与足跟连线的前三分之一

3. 制酸护膜粉，清肝胃之热

　　☯药方

　　乌贼骨 200 克、煅瓦楞子 200 克、珍珠粉 10 克、陈皮 100 克。

　　☯用法

　　将以上所有药材研磨成细末，服用时每次 6 克，每日 3 次。

此方属于药方，如果有相关症状，需找专业医师根据情况加减化裁。

4. 清肠温中方

药方

黄连5克、炮姜5克、党参5克、茯苓5克、炒白术5克、木香5克、三七5克、白及5克、地榆炭5克、苦参5克、青黛5克、马齿苋5克。

用法

煎制服用。

功效

此方中，黄连能清热燥湿；炮姜能温中止泻；党参、茯苓能健脾止泻；炒白术、木香、三七、白及、地榆炭能理气活血、敛疮生肌；苦参、青黛、马齿苋能清热、化湿、止血。

名医叮嘱

这是针对湿热壅肠的药方，如果用方，需找专业医师根据情况加减化裁。

5. 对胃肠黏膜有保护作用的食物清单

日常生活中，以下食材也可以帮助我们保护黏膜，避免内疡出现。特别是得了胃病以后，尤其是溃疡、胃炎等容易出现反酸症状，吃这些食材，有中和胃酸的作用。

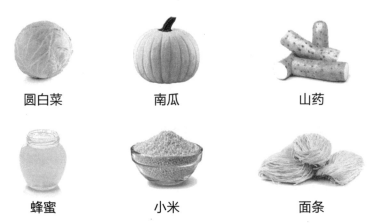

| 圆白菜 | 南瓜 | 山药 |
| 蜂蜜 | 小米 | 面条 |

代茶饮：以药为茶的养生门道

名医指导：张春荣（北京中医药大学教授）

冯淬灵（北京大学人民医院中医科主任医师）

　　随着健康意识的提高，很多人开始有喝中药代茶饮的习惯了。但是，很多人不知道，代茶饮使用不当也会损害健康。临床发现，很多疾病的发生及治疗效果的下降，都和患者私下使用代茶饮有关。代茶饮使用不当，会给身体带来哪些伤害？夏季最好别喝哪种代茶饮？

❀ 名医会诊

　　诊例一：李先生，身高175厘米，体重97千克。走路快了就喘，大便偏稀、舌苔厚腻。就医后发现他不是真正的虚，而是湿气太重了。吃了几次药却没有明显的效果，后来发现他喝了大半年的代茶饮（麦冬加枸杞），喝错了，把代茶饮停了两个星期之后，情况很快得到缓解，整个人也变得神清气爽了。

　　诊例二：江先生，30多岁。夏天头晕，以为是中暑了，浑身没劲，去医院检查，到了地铁口时，眼前一黑，晕厥了。近20天一直高热不退，神志模糊、高热40.5℃，并伴随剧烈抽搐、呕吐，心跳一度停止，情况十分危急，多个器官受到损伤。

　　主持人："喝代茶饮的时候有什么讲究吗？"

　　张春荣："我们的饮食包括茶饮也要遵循春、夏、秋、冬四季的规则。寒凉的中药适宜夏季，温热的中药适宜冬季。夏季天气炎热，此时再使用温热性质的中药代茶饮，是火上浇油，弊大于利，就会出现诊例一中的这种情况。"

　　主持人："家庭中最常用的三种滋补类代茶饮竟然隐藏着健康隐患，它们分别是什么？"

张春荣："第一个是西洋参。西洋参药性寒凉，北方偏寒凉，用得少，南方一年四季都是热的，出汗多，所以用西洋参补气、养阴非常普遍。西洋参能治疗咳嗽有黄痰、咳痰带血或者肺部肿瘤患者咳痰带血丝的情况，泡水喝非常好。"

主持人："第二个和第三个分别是什么？"

张春荣："第二个是麦冬，第三个是藏红花。麦冬适合肺阴虚（干咳无痰或少痰、嗓子痒）、胃阴虚（口干、口渴）、肠阴虚（肠燥便秘）的人群使用；藏红花是活血化瘀的圣品，但是不意味着可以治疗所有的心脑血管疾病，高血压患者慎用。"

主持人："夏季代茶饮比较常见。像诊例二江先生这种中暑休克的情况似乎就很合适，感觉这是很小的病，中暑了，吃不下、喝不下，然后泌尿系统有点儿问题，怎么一下子就出现多个器官受损的症状呢？"

冯淬灵："江先生生病时正好是夏天最热的时候，的确是中暑。但是中暑有轻重，比如我们平常出门稍微感觉有点热，那叫伤暑，再严重点叫中暑，像江先生这样已经昏迷了叫暑厥，就是昏倒的意思。"

主持人："那江先生的治疗结果怎样？"

冯淬灵："第二天他的体温就没有超过 38.5℃，然后在中药的调理下，病情一天比一天缓解，一个多星期后就出院了。"

主持人："究竟是什么病让正值壮年的江先生经历了九死一生？为什么说这种病最爱攻击的其实是中老年人？"

冯淬灵："江先生那段时间经常加班，吃得不多，喝水也不够，又加上劳累，所以他的抵抗力下降了。我们讲'正气存内，邪不可干'。他的正气损伤了，一定就会生病，这时火热的邪气就会损伤人体。另外，这个季节的湿气重，邪气交杂就会导致疾病的发生，江先生就是损伤了脏器功能。他的程度已经属于热射病，是中暑的一个严重阶段。"

主持人："这是夏季中暑最重的情形，那为什么说和中老年人关系密切呢？"

冯淬灵："五脏对应四季，夏季对应的是心。这里面的心，指的是心脏系统和神经系统，火热过度了就是邪气，就会侵犯相应的脏器，而火热之邪首先侵犯的就是心。这个时间段暑邪、火邪、湿邪这三大邪气都会攻击我们的心，除了我们平常说的心梗、冠脉供血不足，还会有脑血管疾病的发生，这就和心脑血管高发的中老年人密切相关了。"

疗护指南

1. 有些人使用代茶饮，认为越名贵的中药代茶饮疗效越好，殊不知名贵药材用错反而更伤身。在选择代茶饮时，要对药材进行充分的了解

1号滋补佳品 ——西洋参	2号滋补佳品 ——麦冬	3号滋补佳品 ——藏红花
夏季适宜用西洋参代茶饮，而冬季适宜用人参代茶饮	麦冬是养阴中药	藏红花是名贵药材，有很强的活血化瘀功效。正因为其活血化瘀功效强，所以一旦用错危害反而更大
西洋参性质偏寒凉，补气养阴、清火生津效果好	麦冬适合有肺阴虚（干咳无痰或少痰、嗓子痒）、胃阴虚（口干、口渴）、肠阴虚（肠燥便秘）的人群使用，麦冬还可以润肠通便	藏红花是活血化瘀的圣品，但是不意味着可以治疗所有的心脑血管疾病
夏季出汗多，容易耗气伤津，出现虚烦燥火、咽干口燥、食欲不振、浑身乏力等症状，这时就可以用西洋参代茶饮缓解	除了麦冬，还有一些常用的中药，比如石斛、枸杞子、生地黄、熟地黄、元参等也有养阴功效。如果出现痰多、脸肿、咳嗽、手胀、大便溏稀、腿脚水肿的情况，就是提示可能有湿气问题，千万别再用养阴的药了。我们可以根据病变的不同部位，选择适合自己的解决方法	高血压人群慎用藏红花。癌症患者有出血倾向的（比如肺癌患者咯血、肝癌患者吐血、肠癌患者便血）禁用藏红花。脑梗、心梗患者可以用

2. 降脂减肥、预防心梗脑梗的茶饮方

降脂活血茶

🕐茶方

藏红花 0.1 克、陈皮 3 克、茯苓 8 克。

🕐用法

用开水冲泡，盖上盖子焖一会儿，饮用即可。

🕐名医叮嘱

一定要根据自己的体质来服用代茶饮。藏红花并不是人人都适宜的，有出血倾向的人、月经过多的人，以及孕妇都不要用。

3. 适合心火亢盛人群在家里调理的"伏茶"

菊麦饮

🕐茶方

雪菊 5 朵、麦冬 10 粒（约 2 克）、炒麦芽 10 克。

🕐用法

用开水冲泡即可饮用。

🕐功效

其中，雪菊能清肝明目，麦冬能养阴，炒麦芽能消食导滞。此茶方有养阴生津、清心安神的功效。

🕐名医叮嘱

此茶处于哺乳期的女性不适用，因为炒麦芽有回奶的作用。同时，此茶久用会生湿，所以阴虚人群饮用也不可过量。

传古经典膏方的前世今生

名医指导：**张燕萍**（中国中医科学院西苑医院肺病科主任医师）
　　　　　苗　青（中国中医科学院西苑医院肺病科主任医师）

　　膏方，距今已经有两千多年的生产历史。在古代宫廷内，很多嫔妃以膏养颜，到了现代，它也是中老年人秋冬季进补的首选品类。民间普遍认为，对症膏方既可以起到滋润皮肤的作用，还能增强体质、改善睡眠、健脑益智、延缓衰老等。那么，都有哪些经典养生膏方？怎样使用它们才能真正达到好的调养作用和药效呢？

❀ 名医会诊

　　诊例一：女性患者，50多岁。痰多，咳嗽近10年，晚上睡眠状态极差，常常睡不着觉。最严重的时候躺不下，只能坐着睡，躺着就咳嗽、喘，很痛苦。中医诊断为脾肺两虚。

　　诊例二：男性患者，60多岁。多年来有气短的问题，一动就喘，无法走远路，后发现肺间质纤维化。中医诊断为肺肾两虚。

　　主持人："今天我们带来了两种膏方。"

　　张燕萍："这两种膏方是针对呼吸系统疾病，补肺、养肺的方子。两种膏方针对不同人群，选择对症了效果就会好。第一个方子是针对脾肺两虚人群的。"

　　主持人："先说说脾虚，脾虚会出现什么症状？"

　　张燕萍："中医讲脾是负责运化水谷精微的，就是我们的营养物质靠它来吸收、消化。脾若出了毛病，就会出现消化不良的一些症状，比如肚子胀、浑身乏力，不思饮食、痰多、面色无光，大便稀溏等，都跟脾虚有密切关系。"

主持人："肺虚又会出现什么样的症状呢？"

苗 青："肺虚会出现咳喘、懒言少语、疲倦、乏力等症状。我们都是靠肺来呼吸、来说话，所以说话的声音低，没有力量，想说话又没有劲儿，这是肺虚的症状。"

主持人："结合诊例一的表现，这位患者是不是脾肺两虚的人？是结合了上面脾虚和肺虚所有的症状吗？"

苗 青："这是脾肺两虚，症状不一定都有，有的会有一部分。"

主持人："肺肾两虚有什么症状呢？"

苗 青："肺肾两虚的人群会有咳嗽、无力、气短而喘、干咳无痰的症状，也有单独在肾虚方面的症状，表现为腰膝酸软、耳鸣、消瘦、四肢冷、五更泻、脉细数或沉细。肺肾两虚除了会引发肺脾两虚常见的呼吸系统疾病，还会引发肺间质纤维化、前列腺疾病、慢性肾小球肾炎、肾功能不全等疾病，像诊例二就出现了肺间质纤维化。"

❦ 疗护指南

1. 脾肺两虚的人群——玉屏润肺膏

❧ 药方

白竹 15 克、茯苓 30 克、生黄芪 30 克、枸杞子 10 克、黄芪 10 克、防风 10 克、百合 15 克、甘草 10 克、麦冬 15 克、穿山龙 30 克、北沙参 10 克、白果 10 克、白扁豆 15 克、苏子 10 克、当归 15 克、五味子 10 克、党参 15 克。

❧ 做法

（1）首先将这些药材放入砂锅或者是不锈钢锅中。

（2）加上适量的水，使药材能够充分地吸收、膨胀，10 分钟后再加一次水，以高出药面 10 厘米左右为准，盖上盖子备用。需要注意的是，制作膏方需要浸泡 12 小时以上。

（3）将浸泡后的药料整锅上火煎煮，先用大火煮沸，再用小火煎 1 小时左右，然后转微火煎 1 小时，将药汁过滤出。

（4）第二次煎煮的时间可以比第一次稍短，用同样的方式到第三煎煮后，滤干药汁。

（5）接下来是浓缩的过程，混合药汁，用大火煎煮，加速水分蒸发，随时撇去浮沫。

（6）药汁稠厚以后，改小火，并不断搅拌，以药汁滴纸不散开为止。

适用人群

玉屏润肺膏对应脾肺两虚的人群。

名医叮嘱

这些药材是医学专家推荐的适用于呼吸系统疾病的一个膏方，这是一人7日的量。具体的用法、用量要在专业医师的指导下使用。

2. 肺肾两虚的人群——金水两生膏

药方

党参20克、生黄芪30克、白术15克、茯苓30克、仙茅10克、仙灵脾15克、生地黄15克、熟地黄15克、山茱萸15克、山药15克、牡丹皮10克、泽泻10克、穿山龙30克、白果15克、百部15克、前胡15克、石斛20克、枸杞子15克、桑白皮15克、芦根30克、黄芩10克。

做法

这个膏方和玉屏润肺膏一样，也是煎3次。药汁煎煮好之后，先进行浓缩，混合药汁，用大火煎煮，加速水分蒸发，随时撇去浮沫。待药汁稠厚以后，改小火，并不断搅拌，以药汁滴纸不散开为止。然后取一块阿胶打成粉，用汁液将其烊化。

适用人群

金水两生膏对应肺肾两虚的人群。

名医叮嘱

以上药材是一人7日的量。具体的用量、用法要在专业医师的指导下使用。

固本清源法中的中草药

名医指导：林洪生（中国中医科学院广安门医院肿瘤科主任医师、国家级名老中医）

　　　　　　刘　硕（中国中医科学院广安门医院肿瘤科主任医师）

　　　　　　张　英（中国中医科学院广安门医院肿瘤科副主任医师）

　　对于中药材的效用，有病治病，无病防身，似乎已成为很多人的共识。但对于身上长了瘤子，甚至已经到中晚期的患者而言，想控制住肿瘤的进一步发展，首先要找到提高自身免疫力的正确方法。选择正确的药材和治疗方，才有可能切实控制住病情的发展。国家级名老中医预防肿瘤的临床经典方是什么？如何使用才能事半功倍，达到控癌的作用呢？

❋ 名医会诊

　　诊例一： 刘叔叔，63 岁，肺癌 Ⅲ B 患者。2011 年 8 月进行了手术，术后半个月开始进行中医治疗，边吃药边进行化疗，吃药以后感觉越来越好。癌胚抗原指标从每升 70 微克多下降到 4.3 微克。肺癌 7 年现明显好转，自己开车 400 千米不成问题，抵抗力变好了，也不容易感冒发热了。

　　诊例二： 孙叔叔，67 岁。2011 年查出肺癌 Ⅲ 期，做手术切除，术后化疗非常痛苦，吐、泻、脱发，家务也做不了，精神很不好。2013 年查出肿瘤标志物逐渐升高，到 2015 年肿瘤复发并转移到淋巴结，从 2015 年开始接受中医抗癌治疗，病情逐渐稳定，生活也恢复了正常，现在 25 千克的面粉扛上三楼都不成问题。

　　主持人：“诊例一中刘叔叔的病例是什么情况？是中医的什么理念帮他控制住了病情呢？”

　　林洪生：“他得了肺癌以后做手术，术后一年出现了复发和双肺转移的情况，他的身体已经无法承受更多的化疗和治疗了。同时靶向药也用不了，所以我们决定给他进行中药治疗。我们看到肿物是稳定的，虽然肿瘤在体内，但患者的生存状况是很好的，这很难得。在没有常规肿瘤治疗手段的情况下，纯靠中医、中药和中医医疗理念就把它控制住了。"

主持人："这是什么机理呢？"

林洪生："如果人体是土壤，那么我们改良土壤采用的是固本大法。固本大法实际上是扶正的，通过扶住人体的正气，能够把身体本身的固本能力增强，达到抵抗外邪的作用。当有可能出现转移的时候，如果机体的抵抗能力很好，就可以减少转移的发生。"

主持人："这需要提高人体本身的免疫力。"

刘　硕："是的。肿瘤细胞很容易进入人体生长，如果没有生长环境，肿瘤就不会长大。所以，首先强调自身要有抵抗能力，免疫功能好，发病就会减少，这其中固本类的中药是关键。白鼠实验显示，吃了有固本功效的中药后，得了癌症的白鼠可以存活很长时间，这说明固本类的中药可以调节机体的免疫功能，抑制肿瘤细胞的生长。"

主持人："那固本类的中药都有哪些呢？"

张　英："黄芪是一味有扶正固本功效的中药，对于免疫功能低下的人群，可以服用林老师推荐的黄芪三子扶正煎。其中，黄芪的补气效果非常好，肺癌患者容易出虚汗，属肺气不固表，而黄芪能固表，不仅能提高免疫功能，还有托疮生肌的作用。此外，枸杞子能补益肝肾、补血，再加上菟丝子和女贞子，整体来说益气、滋阴、养血、温阳作用全都涵盖了，对于因为肿瘤而虚的患者来说，是非常好的基础方。"

主持人："除了要固本，提高机体本身免疫力，还需要做什么呢？"

林洪生："刚才我们说身体好比土壤，那肿瘤就好比种子。除了提高免疫力，改良'土壤'，还要清源，也就是要从根本上控制住肿瘤。"

主持人："清源的原理是什么？怎么才能做到呢？"

张　英："清源其实就是清除或者控制肿瘤细胞。清源的目的就是预防肿瘤，避免肿瘤转移，带瘤生存。肿瘤之所以无限生长，就是因为有肿瘤干细胞，我们的治疗就是针对肿瘤干细胞的治疗。"

 疗护指南

1. 扶正固本方——黄芪三子扶正煎

🩺 **药方**

黄芪 20 克、菟丝子 10 克、枸杞子 10 克、女贞子 10 克。

🩺 **用法**

以上药材用水煎煮 15 分钟代茶饮，或者找专业医师把药物制作成膏方。

🩺 **功效**

此方具有益气、滋阴、养血、温阳的功效，能提高免疫力。其中，黄芪能扶正固表，生肌消肿；枸杞子能补益肝肾，补血；菟丝子能温阳，补肝肾；女贞子能养肾阴。

2. 清源法常用的三类中草药

清热解毒	软坚散结	化痰利湿
苦参、土茯苓、白花蛇舌草	夏枯草、龟板、鳖甲	薏苡仁、浙贝母、瓜蒌

3. 补气固表调养方

肿瘤患者的消化状况差，这时患者气虚、气滞，要设法增强食欲，需要益气健脾。

健脾粥

🩺 **食材**

黄芪 10 克、山药 10 克、莲子肉（去心）10 克、陈皮 10 克、大枣 3 枚、薏苡仁（麸炒）30 克、粳米 30 克。

❀做法

以上食材洗净后浸泡 1 小时以上，煮至烂软即可。

❀功效

此粥中，黄芪能补气温中，补肺气、脾气；山药能补肺、脾、肾三脏；陈皮能健脾的同时兼化湿邪；薏苡仁（麸炒）能健脾除湿；莲子肉和粳米可以健脾。

4. 胡疏肝散加减方

郁怒和忧虑伤肝脾，会引起气机不利，产生一些疾病，比如乳腺癌、甲状腺癌，以及妇科肿瘤、消化系统肿瘤等，调理时需要疏肝理气。

❀药方

柴胡 6 克、香附 10 克、枳壳 10 克、白芍 10 克、陈皮 6 克、山栀子 12 克、牡丹皮 10 克、郁金 10 克、甘草 6 克。

❀用法

煎制服用。

❀功效

此方具有清心除烦、凉血活血、气血同调的功效。

❀名医叮嘱

一人一方，制法、用法、用药量均需谨遵医嘱，根据个人的实际情况应用。

5. 防癌除湿饮

❀茶方

生黄芪 15 克、炒苍术 10 克、茯苓 10 克、陈皮 6 克。

❀用法

煎制服用。

❀名医叮嘱

此方适合调理用，具有益气祛湿的功效。如果疾病较重，建议去医院治疗。

你的服药方式正确吗

名医指导：李国辉（中国医学科学院肿瘤医院药剂科主任医师）
　　　　姜　争（中国医学科学院肿瘤医院结直肠外科主任医师）

很多中老年人对西药并不陌生，但实际服用时，不按时服药的、凭借别人的推荐和自己的感觉任意加减药量的、病情稍见好转就自行停药的情况很常见。药用对可治病，用错可致病。关于吃药的那些误区，你都了解吗？

❈ 名医会诊

诊例一：女性患者，50多岁。经常关节疼，吃止疼药，一天吃3次，要求饭后服用就按照饭点吃。吃了很长一段时间，但疼还是没止住，尤其是晚上疼得更厉害。由于夜间疼痛难忍，于是自行加大了药量，后来导致了严重的胃出血。

诊例二：老年男性。糖尿病患者，常年口服降糖药，疗效不错，自主把降糖药减量了，本来吃2片的改为1片。起初没有感到异常，突然有一天在晨练时出现了昏迷，家人将其送到医院急救时发现患者的血糖非常高，初步诊断为糖尿病酮症酸中毒。

主持人："不按照服用时间服药，就会像诊例一那样发生威胁生命的情况吗？"

李国辉："很有可能。因为止疼药，尤其是非甾体抗炎药等这类解热镇痛的药物对胃肠道是有刺激性的，所以服药时一定要看说明书。说明书里规定要和三餐一起吃，就要一起吃。如果不是，那就按照一天24小时分3个时间段来吃，也就是8小时吃一次，这样是比较科学的。"

主持人："超过8小时或者少于8小时都是有问题的吗？"

李国辉："不同类药物服药的规则不同，比如像降糖药和降压药，如果早晨八九点钟吃一次，下午五六点钟吃一次，会出现血糖或者血压升高，控制不住原来的症状。药效的持续时间超过了会导致达不到治疗效果，短于药效所应有的时间。吃得过密也会造成药物蓄积，血药浓度升高，增加药物的不良反应。"

主持人："诊例二的糖尿病酮症酸中毒是什么情况呢？"

姜　争："糖尿病酮症酸中毒的起病很急。因为急，所以能及时地发现并去医院急救。如果平时减少用药，却没有明显反应，还觉得自己很好，长年累月下来，可能到最后连抢救的机会都没有了。"

主持人："那服药时，站着还是躺着效果更好呢？"

姜　争："不是所有的药吃完后都可以躺下，比如说治疗骨质疏松症的阿仑膦酸钠，用水送服后要直立半小时才能躺下，这种药很容易粘到食管壁上，对食管产生刺激，时间长了会造成溃疡或食管炎症等。有一些药则需要半卧位吃，比如说降压的特拉唑嗪，这类药容易产生直立性低血压，半卧位的吃药姿势会比较好。同时，含服的硝酸甘油是片剂，不会呛到食管里，可以躺着吃；糖浆类药的容易呛到食管里，不适合躺着吃。"

🥣 疗护指南

1. 服用头孢类药物时不能饮酒或吃含酒精的食物

·抗生素类药物

在服用某类抗生素的时候，服药的整个周期内一定不要饮酒，甚至不要吃含酒精的食物。因为抗生素会抑制乙醇排出体外，乙醇在人体内蓄积过多会出现休克，甚至死亡。不过乙醇加热后易挥发，因此烹饪中的料酒不会影响健康。

·双硫仑样反应

酒里含有乙醇，乙醇经过乙醇脱氢酶会代谢成乙醛，乙醛再经过乙醛脱氢酶代谢成乙酸排出体外。一些抗生素比如头孢类、硝基咪唑类的药和酒精在一起服用，会抑制乙醛脱氢酶的活性，代谢不成乙酸排出体外，乙醛滞留在体内会产生不良反应（即双硫仑样反应）。

正常饮酒后的症状	吃过头孢再饮酒后的症状
喝多了会有脸红、心慌的症状出现	吃了头孢再喝酒会出现面色潮红、心慌、眩晕的症状，症状比较重，甚至会出现休克，就算以前喝酒不会脸红的人也会脸红

2. 吃药的正确时间间隔及喝水标准

·说明书里规定和三餐一起吃就要一起吃。若说明书里没有写明，就要按照一天 24 小时分 3 个时间段来吃，即"一日三次"应间隔 8 小时吃一次。如果"一日两次"则间隔 12 小时吃一次。

·一般吃药一杯水就够了。有一些特殊的药品是吃完药以后要多喝水的，比如说常吃的缓解胃肠痉挛的消旋山莨菪碱片，会有口渴口干的不良反应，服药后要多喝点水。

3. 胶囊和片剂药物的不同吃法

·胶囊药物

很多人吃胶囊药物，会把胶囊打开后与水混合送服，实际上这是一个错误的操作。临床有案例显示，胶囊打开与水冲服时会产生非常严重的并发症。

药物装在胶囊里的目的：①避免不良的味道；②减少对胃肠道的刺激；③一些胶囊是肠溶的，打开后会在胃里吸收，反而失去了药效。

·片剂药物

常见的片剂类药物有缓释片、控释片、普通片、肠溶片等。

对于缓释片、控释片来说，不能磨碎了吃，应整片吞服。这种药是骨架，骨架是为了控制药物的释放速度，破坏了骨架会达不到缓释或控释的目的。同时，磨碎了吃药物吸收太快，会导致一过性的血药浓度过高，增加不良反应。另外还不能保持持续性的药效，比如有些缓释片、控释片是 12 小时吃一次，磨碎了吃之后，药效坚持不到 12 小时。

 取药的时候，一定要注意听清药师告知的用药指导。

第六章

防治走在前，
肿瘤离得远

防癌，哪些筛查是必须做的

名医指导：袁凤兰（中国医学科学院肿瘤医院原防癌体检中心主任医师）

冯晓莉（中国医学科学院肿瘤医院病理科主任医师）

郑加生（首都医科大学附属北京佑安医院肝病与肿瘤介入治疗中心主任医师）

癌症，在过去叫作"不治之症"，但现在已经不是这样了。患了癌症不要绝望，不要恐惧。增加对癌症的认识，从科学、准确地选择筛查项目开始。不同癌症的早癌筛查都要做哪些项目？它们都有哪些原理和操作？

❈ 名医会诊

诊例一：孙阿姨。1994 年得知患癌，初始知道病情的时候，感觉天都要塌下来了。一想到自己孩子还很小，孙阿姨心里很痛苦。后来，孙阿姨得到女儿的鼓励，坚定了抗癌的决心和毅力。

诊例二：男性患者，40 多岁。他全家都是乙肝携带者，他的爸爸、伯伯和哥哥相继因为肝癌去世。他自己没有什么症状，但前一年体检时发现肝上有一个小结节，医生要求他复查，但他没有去。一年后感觉不舒服了，检查发现肝癌伴有轻度腹水，已经偏晚期了。

主持人："很多患者可能都有过和诊例一中孙阿姨那样纠结的时刻，那么这种时候该怎么办呢？"

袁凤兰："大家要相信：第一，癌症是可以预防的；第二，患了癌症不要害怕、不要恐惧。"

主持人："对于癌症，我们应该怎样去预防呢？"

袁凤兰："有 3 个 90%。第 1 个 90%，指癌症早期 90% 是没有症状的；

第 2 个 90%，指 90% 的人有症状后就到晚期了；第 3 个 90%，指只要定期体检，90% 的人都可以做到早、中期就发现。"

主持人："为什么不少人年年体检，还是能查出癌症甚至是癌症晚期呢？比如诊例二的情况。"

袁凤兰："当体检报告里，医生提示要定期复查时，一定要去复查，不要忽视。"

主持人："普通人看不懂体检报告怎么办？"

冯晓莉："其实，检查报告上的标识和文字是给医生看的，能帮助医生更细致地去分析病情，指导用什么样的药，明确癌症到了什么样的阶段。所以，大家看不懂检查报告也不要紧，不要恐慌。"

主持人："影像学里多大的肿瘤能被看出来？"

郑加生："一般 5 毫米大的肿瘤就可以被发现了。1 毫米大的肿瘤大概有 100 万个癌细胞。"

主持人："多大的肿瘤就可能发生全身转移？"

郑加生："肿瘤 2 毫米左右就有可能发生全身转移了。"

主持人："那肿瘤到底怕什么呢？"

郑加生："怕热。一般温度在 45℃以上就可以让肿瘤坏死。在临床手术上叫作热消融治疗，这个技术可以达到 100℃以上。肿瘤热消融治疗其实就是能量消融里的一种，是针对一个脏器里的一个或者多个肿瘤病灶，利用热产生的生物学效应直接杀伤肿瘤细胞。"

🥣 疗护指南

1. 哪些体检指标和肝癌有关

在肝癌的早期筛查项目中，肿瘤标志物里甲胎蛋白的高低对于发现肝癌非常关键，特别是慢性乙肝、肝硬化等高危人群要定期复查。而普通人也应该把它纳入常规的体检项目中。

2. 需要做螺旋 CT 的人群

· 40 岁以上的人群。

· 有 10 年以上吸烟史的人群。

· 有肺部疾病家族史的人群。

3. 什么是肿瘤热消融治疗

首先，针要穿刺到位，二氧化碳会使气冷，进而将针管冷却。冷冻针尖，冰球跟组织黏合在一起，可以固定针的位置。然后再给它加热，使冰球融化。这里的加热只有针头是热的，不会伤害到其他组织。

注意：根据肿瘤的大小，用不同功率、不同针型、不同数量的针。小肿瘤用单针，大肿瘤用双针、三针。这样就做到了精准嗜血消融，用于肝癌、肺癌、肾癌、前列腺癌等肿瘤。

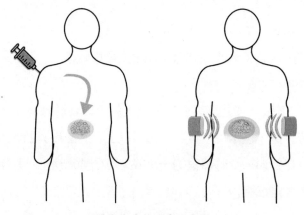

肿瘤热消融治疗示意图

最易被忽略的脑部肿瘤信号

名医指导：闫长祥（首都医科大学三博脑科医院神经外科主任医师）
        刘　宁（首都医科大学三博脑科医院神经外科主任医师）

　　脑部肿瘤的症状表现是多样性的，比如头痛、头晕、视力下降、焦躁、发脾气、肢体功能失常等，这些现象可能是身体的求助信号，同时也是脑部肿瘤的预警，所以千万不要忽视。一旦错过了治疗期，病情只会越发严重。那么，脑部肿瘤有哪些？怎样才能更加准确地辨别脑部的肿瘤信号呢？

❋ 名医会诊

　　诊例一：高奶奶，70 岁。从 2015 年年底开始，出现了嗅觉下降、视力模糊的情况，尤其左眼更严重。一次，在接孙子放学的路上，因为看不清路，撞上花坛。去眼科检查，诊断为老年白内障前期。又过了几个月，左眼失明，同时伴有头晕头疼、心慌胸闷。又一次接孙子时，晕倒在路边，被送到急诊，做了脑部 CT，原来是脑里长了肿瘤。

　　诊例二：韩奶奶，78 岁。有 20 多年高血压病史，2014 年头特别疼，睡不着觉，每天都晕晕乎乎的，听力明显下降，以为是高血压，去医院做 CT，没发现问题。后来症状越发严重，到 2015 年再去做 CT 检查时，才被确诊为脑膜瘤。

　　主持人："诊例一中高奶奶第一次就医说是老年白内障，后来才知道是脑里长了肿瘤。"

　　闫长祥："其实高奶奶的肿瘤早就已经有一些求救信号了，如视力改变、嗅觉改变、头晕等，但是没有得到重视。高奶奶的肿瘤非常大，7 厘米左右，压迫了大脑中的视神经和嗅神经。倘若高奶奶能早点重视嗅觉下降这个问题，也不用经历这么大的手术了。"

主持人："大家要注意，脑部肿瘤可能会发出预警信号，那脑部肿瘤都发生在哪里？"

闫长祥："大脑分为前颅底、中颅底和后颅底三个部分。高奶奶的肿瘤长在第一个区域——前颅凹底。肿瘤刚开始长在前颅凹底内的筛板位置（如下图所示），这个位置主要有嗅神经。随着肿瘤变大，逐渐压迫到后方的视神经，所以高奶奶是先出现了嗅觉的丧失，再出现视觉的丧失。"

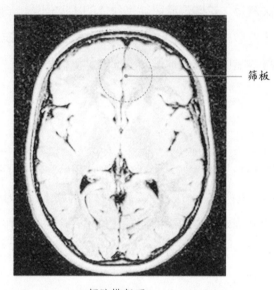

筛板

颅脑横断面

主持人："大脑肿瘤分为很多类型，高奶奶的肿瘤长这么大，到底是哪一种类型的肿瘤呢？"

闫长祥："大脑肿瘤的种类很多，最常见的是胶质瘤，占40%多，属于恶性肿瘤；其次就是高奶奶所长的肿瘤，叫脑膜瘤，它性质最好，良性居多。幸好高奶奶的肿瘤生长比较缓慢，虽然瘤体较大，但是切除得很干净，脑组织也没有受到很大损伤，所以做完手术以后，视力就恢复了，嗅觉也逐步恢复。"

主持人："同样是脑膜瘤患者，诊例二中韩奶奶的情况好像不一样。"

刘 宁："韩奶奶的脑膜瘤位置和高奶奶的不一样，它长在中后颅底，大约有4厘米，主要压迫的是听神经和脑组织，所以出现的是听觉下降和头痛、头晕的症状。"

🍵 疗护指南

1. 哪些人是脑部肿瘤的危险人群

主要是年龄偏大的女性。高危因素主要是麻醉的风险和手术的风险，常有视力下降、头晕、头疼等表现。

2. 脑膜瘤的典型症状

嗅觉下降、听力下降、头晕、视力下降（单侧且女性高发）、头痛。

3. 普通头痛和脑膜瘤引发的头痛的区别

普通头痛	脑膜瘤引发的头痛
多为突发的疼痛，而且疼痛程度较重，很剧烈	刚开始的时候都是轻微的，一天疼一次或者几天疼一次。疼的时间不长，持续几秒钟或几分钟，且大部分可自行缓解不用吃药。后随时间推移越来越重，疼的时间也越来越长，逐渐频繁

注意：如果有这种特殊的头疼，一定要去医院做头颅 CT 检查。

4. 脑膜瘤的危害

脑膜瘤长大后会挤压大脑，大脑又会挤压小脑，小脑没有位置，只能跑到枕骨大孔上面，挤压到脑干和脊髓，等压力达到一定程度，就会造成患者呼吸困难、心脏骤停的情况，这种情况被称为脑疝，患者随时可能失去生命。

感觉吃嘛嘛香，为何还会得胃癌呢

名医指导：刘玉兰（北京大学人民医院消化内科主任医师）
张黎明（北京大学人们医院消化内科主任医师）

冬天里吃一顿热气腾腾的火锅是一种享受，但这其中隐藏着引发胃癌的危险因素。胃癌是女性恶性肿瘤死亡率排名第二、男性恶性肿瘤死亡率排名第三的一种疾病。幽门螺杆菌感染是导致胃癌的原因之一，还有一种新型病毒感染也会导致胃癌，这种能致癌的"新病毒"究竟是什么呢？

❇ 名医会诊

诊例一：男性患者，70多岁。胃常年反酸，有胃食管反流和胃食管炎的病史。平时没有严重不适，仅偶尔会因为反酸有些不舒服。结果就医诊断为胃癌。

诊例二：郝阿姨，69岁；老伴王叔叔，70岁。在一次偶然体检中两人被确诊为胃癌。通过普通胃镜在胃角发现2厘米左右的病变，怀疑是早期胃癌，又做了精查胃镜（放大内镜加染色内镜），确认病变的良恶及病变的边界有多大，评估病变的情况是否能做内镜下的治疗。郝阿姨于2014年12月做了手术，王叔叔于2015年1月做了手术。随访近3年，没有复发，没有转移。由于发现时是早期，预后非常好。

主持人："一到冬天，聚在一起吃火锅的朋友就多了起来。这种情况容易感染幽门螺杆菌吧？"

刘玉兰："对幽门螺杆菌，国内外的共识认为它是一种感染性疾病，可以在人与人之间互相传播。幽门螺杆菌存在于人体口腔和唾液中，在同盘用餐时会通过筷子的接触进行传染，想要预防幽门螺杆菌感染，还是分餐比较好。"

主持人："火锅的温度难道不足以杀死幽门螺杆菌吗？"

刘玉兰："涮煮火锅时，如果温度达不到100℃，是不足以让幽门螺杆菌死亡的。而且火锅本身具有烫、咸、辣的特性，这些都属于胃癌的高危因素。胃癌的致癌因素之一就是幽门螺杆菌。"

主持人："有的人觉得没有什么症状就不会得胃癌，比如说诊例一中的叔叔。"

张黎明："即使是专业的消化科医生也很难通过临床症状判断患者是否得了胃癌。胃癌的症状很不典型，可以有反酸烧心、恶心、反复疼痛、胃胀、食欲差等症状，也可以什么症状都没有，到真的出现症状时却晚了。"

主持人："胃癌是如何产生的呢？"

刘玉兰："胃的结构共分四层（如下图所示），能在胃镜里看到的是黏膜层，向外分别是黏膜下层、肌层和浆膜层。不论是胃癌还是溃疡都是从黏膜层开始的，一般早期胃癌就局限于黏膜。诊例二中的郝阿姨和王叔叔幸好在此时发现了，不被发现就会发展到黏膜下层、肌层甚至全层都会被侵犯。"

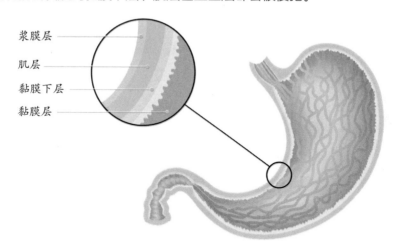

浆膜层
肌层
黏膜下层
黏膜层

胃的结构

主持人："胃癌侵犯到哪一层才会有症状呢？"

刘玉兰："胃癌在第一层和第二层时可能没有任何特异症状，到第二层时有些人的癌细胞可能会随血液淋巴转移了，一部分人发展到第三、四层时会出现贫血、消瘦、胃部疼痛等表现，但也不是特异性的，所以得了胃癌不等于会有症状。癌细胞逐层侵入，胃癌没有什么特异的表现，可能只是胃痛，但胃炎、消化不良、胃癌、胃溃疡等都可以有胃痛，癌细胞侵犯到黏膜下层的时候也不一定有预警或提示。"

🌿 疗护指南

1. 50% 的胃癌患者会出现贫血的原因

临床上，不论男女胃癌患者都会出现不同程度的贫血。肿瘤细胞会脱落，脱落的过程中就会表现为出血，血会一点点丢失。如果肿瘤侵犯比较大的血管，出血明显，这时还会有呕血。得了胃癌以后会影响营养吸收，比如铁剂、叶酸、维生素 B_{12} 等，造成患者贫血。

注意：中老年男性和处于长期贫血状态的女性，这两类人出现贫血时要警惕，可能和消化道肿瘤相关。

2. 胃癌的高危因素有哪些

常吃咸鱼、咸菜、腌制食品、剩菜剩饭，幽门螺杆菌阳性都是胃癌的高危因素。

注意：45 岁以上从来没有做过胃镜，家里又有人得过肿瘤，建议筛查一次；如果从来没有做过幽门螺杆菌检查，也建议先查一下幽门螺杆菌。

3. 普通胃镜能发现大部分的早期胃癌

普通胃镜能发现大部分的早期胃癌，是最基本的检查。发现病变后如果确认不了性质，在高度怀疑下可再做染色内镜和放大内镜，根据染色和放大的特点确定是早癌还是癌前病变，能不能根据病变进行内镜下的治疗也需要通过染色和放大内镜的检查来进行。

4. 幽门螺杆菌的预防措施

首先，因为唾液是它的传染途径，所以碗筷、洗漱物品不和他人共用很重要。其次，要配合胃镜检查。如果发现有疑似的情况，更深一步的胃镜检查也需要重视。早发现、固定检查对预防和治疗是有帮助的。

注意：不要惧怕胃镜，胃镜没有那么痛苦。如果特别惧怕，可以做无痛胃镜。

如何更早发现肺癌

名医指导：许绍发（首都医科大学附属北京胸科医院院长）

　　　　　　姜良铎（北京中医药大学东直门医院脑病科主任医师、国家级名老中医）

　　　　　　张晓梅（北京中医药大学东方医院呼吸热病科主任医师）

　　肺癌，有"肿瘤界第一杀手"之称。近年来，随着科技的发展，越来越多的人体检会去做胸部 CT。有研究显示，做 CT 的人中 20% 都发现了肺结节，即每 5 人中就有 1 人患有肺结节。如此高发的疾病该怎样预防？肺结节和肺癌之间有怎样的密切联系？胸疼和咳嗽都是肺癌的早期症状吗？

❀ 名医会诊

　　诊例一：黄爷爷，91 岁。他患上肺癌，咳嗽、胸痛，痛苦至极。先后做过 4 次手术，两次打开胸腔，两次用伽马（γ）刀射杀肿瘤，5 次化疗，6 次大吐血，9 次住医院。至今带癌生存 28 年。

　　诊例二：陈阿姨。2016 年底感冒了，夜间咳嗽到睡不着，做了 CT，满肺都是成片的大结节，并伴有咳嗽、胸痛、咯血、消瘦、疲乏无力的症状，被高度怀疑为恶性肺结节。陈阿姨拒绝化疗，想要过有点质量的生活。经过系统中医治疗，10 个多月后明显好转，结节也消失了。

　　主持人："诊例一中的黄爷爷和诊例二中的陈阿姨都有咳嗽、胸痛这样的症状。胸痛和咳嗽都是肺癌的症状吗？"

　　许绍发："咳嗽是伴随肺癌患者一生的症状，肺癌患者会有典型的咳不净的感觉。"

　　主持人："我们都知道肺结节与癌症关系密切。若体检查出肺结节时该怎办呢？"

许绍发："据统计，初次 CT 检查发现的肺结节，20% 都是恶性，剩下 80% 良性的肺结节今后也有癌变的风险，所以若检查出肺结节一定要密切追踪。"

主持人："中医是怎样看待肺部结节的呢？"

姜良铎："中医认为，气滞、痰阻、血瘀为肺结节的基本病机。肺主气，正常情况下，人体气行、津行、血行没有阻滞，气滞后津液停，产生湿气，时间久就化成痰，进一步影响血液循环，即气滞，痰湿阻滞形成瘀血。"

主持人："肺结节和肺癌有什么共同特点呢？"

张晓梅："肺结节和肺癌的共同特点是气滞痰瘀互结，气滞痰瘀再有瘀热化毒，结节疙瘩就会飞速扩张，肺结节到肺癌是一个生热化毒、毒邪走窜的过程。陈阿姨的病例是有多个结节，还有分瓣和空泡。我们以消除或稳定肺结节为治疗目的，给陈阿姨进行了 10 个多月的系统治疗，结果她的结节明显变小、变少。"

主持人："保护肺脏健康最重要的是什么呢？"

许绍发："中医讲润肺。润肺最好的办法就是喝水。那么就涉及一天喝几杯水、什么时间喝水的问题。喝水时大家记住两个原则：第一，喝水，不要喝可乐，把喝水当成是生活的必要环节；第二，关于喝水的量，不要按杯子算，要看尿的颜色，尿里没有颜色了，就喝好了。"

🏺 疗护指南

1. 肺癌的高危人群有哪些

有以下情况，每年要做一次胸部 CT 检查

| 有吸烟史 | 年龄在45岁以上 | 职业是有害工种 | 肺内经常有感染性疾病 |

2. 如何判断肺部结节的属性

·发现肺结节有三种可能：① 肺癌；② 不是肺癌，但有癌变的可能性；③ 与癌症无关。

·实性结节：完全是一个高密度的影子，在 CT 下呈现白色的毛玻璃样表面光滑小而圆的，多属于良性。

·混合结节：一部分毛玻璃样，一部分实变结节。

注意：纯粹且体积小（小于 1 厘米）的毛玻璃样结节多属于良性。其中，部分实变毛玻璃样结节，恶性率在 60% 以上；恶性结节有毛刺、分瓣、空泡，甚至有些会有胸膜牵拉，会往正常的肺组织里伸展扩散，吸取周围组织的营养让自己迅速生长，是最可怕的结节。

3. 肺结节患者常见的身体状态

肺结节人群常出现三种状态，同时有这三种状态的人群应当预防肺结节癌变。

（1）湿热状态

湿热状态人群的特点是抽烟、喝酒，喜欢吃辛辣刺激的食物，舌苔黄厚腻。湿热人群的肺结节恶变概率较高。

（2）紧张状态

工作压力大，长期精神紧张，睡眠少，容易上火，这种状态会导致肺热，体内肺结节也容易癌变。

（3）体弱状态

气虚人群疲乏无力，怕风怕冷，易感冒，食欲不佳，容易腹泻，脉细，舌淡胖；阴虚人群（多见更年期女性）经常盗汗潮热，心烦失眠，心慌，手足心热，口干咽干。

 很多老年人都属于体弱状态的范畴，这种状态也容易导致肺结节癌变。

从脂肪肝到肝癌

名医指导：赵 宏（中国医学科学肿瘤医院肝胆外科主任医师）

徐春军（首都医科大学附属北京中医医院肝胆科主任医师、

中医名家关幼波弟子）

肝硬化是肝癌非常重要的分水岭，每年有 2%～5% 的肝硬化患者会发展成肝癌。如果肝硬化的患者处于失代偿性肝硬化期，发生肝癌的概率会更高，大约超过 10%。一切伤害肝脏的做法都有可能造成肝脏不可挽回的结果，到底都是哪些做法呢？能保护肝脏的食物又是什么？

❀ 名医会诊

诊例一： 2013 年 12 月，祁先生 19 岁的儿子查出恶性肿瘤，肿瘤已经长到 13 厘米。2014 年 2 月，妻子检查身体并没有发现肿瘤，半年后突然肚子疼，去医院查出了肿瘤，肿瘤长到了 8 厘米，而且已破裂。妻子是乙肝携带者，遗传给了儿子。2015 年 6 月，祁先生妻子去世。2017 年 6 月，祁先生儿子去世。

诊例二： 冯先生，5 年没有体检。2017 年 9 月，在当地医院体检时发现有问题，做了肿瘤标志物（甲胎蛋白）检查，结果是 8ng/mL（正常人不超过 7ng/mL），核磁共振查出肿瘤为 12 厘米。之后接受系统治疗，肿瘤标志物下降，肿瘤变小到 7 厘米。

主持人："诊例一中祁先生妻子和儿子的病例是怎样的情况？"

赵 宏："一般肿瘤长到 8 厘米需要 5～10 年，但是祁先生妻子的肿瘤从无到 8 厘米只用了半年时间。人的情绪是可以通过神经递质、内分泌调节等影响免疫环境的。短时间内肿瘤疯长的原因和情绪非常低落有关系，低落的情绪会抑制免疫功能，导致肿瘤出现爆发式的进展。祁先生妻子和儿子的乙肝病毒载量都非常高，因此病毒复制的速度非常快。"

主持人："那恶性肿瘤是越大越安全，还是越小越安全呢？哪个比较危险？"

赵　宏："理论上来说，绝大部分的肿瘤长得越大，出现侵袭转移的概率就越高，相对来说病期就越晚，但并不代表小的肿瘤就没有问题。小肿瘤边缘有毛刺，说明边界不太规整，如果放到显微镜下面，可能会发现在小肿瘤周围，表面看着比较正常的肝脏组织，以及周围非常小的淋巴管和血管里有癌细胞，这种情况在学术上称为微血管侵犯。一旦小肿瘤合并有微血管侵犯，出现复发或转移的概率非常高。"

主持人："诊例二中冯先生的甲胎蛋白的数值也挺吓人。"

赵　宏："冯先生的甲胎蛋白最高时是 8ng/mL，肿瘤为 12 厘米，合并有门静脉癌栓，而且癌栓把门静脉堵死了，十分危险。"

主持人："我们不能等病情到这种程度再被动治疗，那可以通过怎样的手段来提前检查肝脏的状态呢？"

徐春军："肝脏超声弹性成像能帮助我们查看肝到底硬不硬。这个检查非常适合大范围的筛查筛检。这项检查报告上有两个主要指标：一是肝脏纤维化程度，二个是肝脏脂肪含量。"

主持人："临床上，从轻度脂肪肝患者直接跳跃到肝癌患者，这样的情况多吗？"

徐春军："脂肪肝的发病率是逐年上升的，如果忽视了，就可能从脂肪肝到脂肪型肝炎再到肝硬化，甚至最后肝癌。"

🍵 疗护指南

1. 大肿瘤和小肿瘤哪个更危险

　　·大肿瘤相对来说出现微血管侵犯的概率更高一些。临床上，一般认为有 15%～50% 的肝癌患者可能会合并有微血管侵犯，这是预后不良的一个高危因素。

　　·原则上，做外科切除手术的时候，定义的根治性切除至少要切距离肿瘤周围1厘米左右，微血管侵犯要切除做病理后才能确定，所以很难提前知道它是危险很大的哪种小肿瘤。

·根据影像有可能会提示微血管侵犯出现的风险，比如说肿瘤非常不规则，没有完整的包膜，甚至像豆芽一样长出一个角来，这种肿瘤切下来出现微血管侵犯的概率非常高。

2. 日常生活中的伤肝行为有哪些

·吃猪蹄肘子类的高热量、高脂饮食。

·慢性长期的酗酒。

·服用伤肝药物的人。

·慢性乙肝和丙肝人群。

3. 保护肝脏的食物有哪些

以下食材中富含微量元素硒。临床研究证实，适当的补充硒元素对慢性肝病有一定的治疗和保护作用。

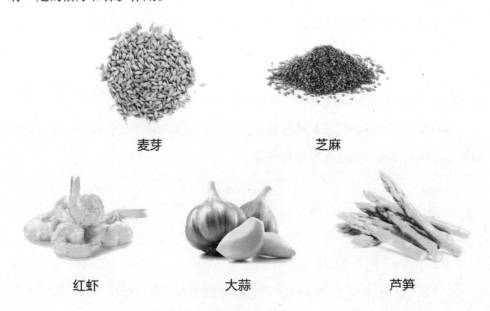

麦芽　　　　　　　　　　芝麻

红虾　　　　　　　大蒜　　　　　　　芦笋

"肾斗士"的曙光：冲击波碎石

名医指导：郭应禄（北京大学第一医院泌尿外科主任医师）

王　刚（北京大学第一医院泌尿外科主任医师）

马潞林（北京大学第三医院泌尿外科主任医师）

何志嵩（北京大学第一医院泌尿外科主任医师）

血尿是泌尿外科疾病的常见症状，背后的疾病很复杂。因为肾癌的早期症状有很大的欺骗性，所以众多患者因为没有疼痛、又时好时坏而麻痹大意，结果拖到后期无法救治时才后悔。那么，引发肾癌的原因有哪些？肾癌的早期症状有哪些？肾病患者的曙光在哪里？

❀ 名医会诊

诊例一：男性患者，高龄。左右两肾都有结石，其中左侧结石的体积比大芒果还要大。虽然右侧结石小一些，但基本都堵塞了，丧失了基本功能。

诊例二：张叔叔，60多岁。3个月内突然消瘦，一开始以为是减肥的结果。但后来发现浑身无力，四楼都爬不上去，气喘吁吁。就诊后确诊为肾癌，并且肿瘤已经进入血管，且向心脏方向入侵。

主持人："诊例一中这位患者肾左侧的结石这么大，人的状态怎么样呢？"

郭应禄："这位患者还活着。虽然结石很大，但没有完全堵死。把石头取出来，肾脏功能还是存在的。"

主持人："肾结石对我们身体的巨大伤害不容小觑。"

王　刚："肾结石对身体的危害多种多样，其中严重的危害有四种，分别是疼痛、感染、伤肾、要命。"

主持人："结合诊例二中张叔叔的病例，长到心脏的肿瘤是怎样的？"

马潞林："肾脏的肿瘤要迅速生长，就要吸收人体大量的营养。营养被它吸收后，机体所需要的营养就缺乏，所以张叔叔才会明显消瘦。肿瘤除了'吃营养'，还会侵犯心脏和血管壁。"

主持人："具体如何侵犯心脏和血管壁呢？"

何志嵩："肾脏是一个血液供应非常丰富的器官，可以说是人体的'污水处理厂'，从人体心脏泵出来的血液有将近五分之一会被直接输送到肾脏进行'污水处理'。肾脏

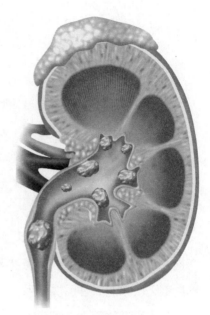

肿瘤在肾脏上的示意图

上长的肿瘤血供丰富，所以很容易长到血管里去（如上图所示）。而且它在血管里生长的速度非常快。一两个月的时间就能长 1 厘米左右，有的患者半年就长了 6 厘米。"

主持人："那这样长下去，或者说已经长到血管、心脏里的癌，做手术还有意义吗？"

何志嵩："过去认为没有办法手术或是手术风险太大，往往会被放弃，可是对肾癌患者来讲，只有通过手术切除干净才有可能获得治愈。只要能够全部、完整地切除肿瘤，患者还是可以获得不错的治疗效果的，四分之三的患者可以生存 3 年。甚至有一位肿瘤已经长到心脏的患者，手术后生存了 10 年之久。"

🌿 疗护指南

1. 肾结石的四种危害

（1）疼痛

肾结石急性发作时的疼叫肾绞痛，程度是天崩地裂的，如同刀割一般。

（2）感染

肾结石如果合并感染，可能会高热到40℃，甚至发生感染性休克。

（3）伤肾

肾结石长期在身体里，一定会对肾功能造成损害。

（4）要命

如果肾结石转化成癌症，两个肾功能都受损害后可能会得尿毒症，危及生命。

2. 如何从血尿中看出肾脏的健康问题

初始血尿	终末血尿	全程血尿
血尿颜色先红后黄：如果出血部位在一泡尿的最头端（初始血尿），初步可以判断血尿的来源在后尿道，可能是前列腺部尿道的炎症、肿瘤等	尿液颜色先黄后红：排尿最后端末尾的地方红色最严重或者后半段才出现血尿，提示病变来源于膀胱颈或三角区	尿液全部是红色：整个膀胱、输尿管或肾盂这些尿路系统病变的都可以是全程血尿

必查项目：尿常规、尿沉渣。

注意：如果出现血尿，应该尽快去医院就诊。如果一次检查没有发现明确病因，可隔一段时间再查。血尿不一定都是癌，但有血尿说明泌尿系统某些部位出血，需要重视，尤其是中老年人。

3. 预防肾结石——多喝水

肾脏要把每天生理代谢产物排掉，最少的排尿量是600毫升，合理的喝水量应该达到1 000毫升以上。想预防结石，每天要达到2 000毫升以上的饮水量。想保持肾脏功能健康，要达到2 000毫升以上的排尿量，大概需要喝3 000毫升的水。肾功能受损患者需要在肾脏科医生的指导下摄入合适的饮水量。

温馨提醒　　　如果等口渴了再喝水，身体已经处于脱水状态，如果不及时补充，会造成肾脏负担，增加结石风险。

4. 肾结石的科学治疗

·随着医学科技的发展，现在如果肾上长的肿瘤小（4厘米以下），可以把肿瘤切除且留下肾脏。手术可以在腹腔镜下完成，手术创伤小，手术时间也大大缩短。

·微创手术技术取结石。微创手术的器械——腔镜，腔镜分不同的大小、长度和型号，用来治疗不同部位的结石。现在，肾结石手术已经从原始的开刀取石手术变成了体外冲击波碎石，以及结石微创治疗，极大减少了患者的痛苦，患者术后恢复也很快。

识别直肠癌的蛛丝马迹

名医指导：邢宝才（北京大学肿瘤医院肝胆胰外科主任医师）

　　　　沈　琳（北京大学肿瘤医院消化肿瘤内科主任医师）

　　直肠癌是我国唯一发病率上升的消化道恶性肿瘤，每隔 1.5 分钟就会有 1 个人患上这种癌，属于我国消化系统肿瘤中的前五位。直肠癌有哪些蛛丝马迹？究竟是哪三种类型的肠道尤其要引起大家的注意？帮助直肠癌患者逆转命运的治疗方法究竟是什么呢？

❀ 名医会诊

　　诊例：2009 年，黄先生被诊断为直肠癌，化疗期间体重只有 35 千克，已经到晚期。手术切除后，发生了直肠癌术后的转移、复发，逐步恶化。然而 9 年后，他却奇迹般痊愈了。

　　主持人："诊例中黄叔叔出现了直肠癌的逆转，战胜了病魔，是如何做到的呢？"

　　邢宝才："接诊黄先生的时候，他的身体比较虚弱，经过全身化疗后，身体打击比较大。他患的是直肠癌，在当地医院接受了直肠癌手术，术后也做了化疗，很不幸，不到一年的时间检查发现肝脏上出现了转移，长了一个超过 5 厘米的肿瘤。"

　　主持人："5 厘米的大小代表什么？"

　　邢宝才："一般来说，超过 5 厘米的肿瘤极易发生周身的扩散。而且如果不采取积极的治疗措施，生存期可能只有 6 ~ 12 个月。黄先生已经属于晚期了。"

　　主持人："这么短的生命期。那手术后复发的可能性高吗？"

　　沈　琳："手术后一年内复发的可能性还是挺高的，两年内的也有。但是我们发现，术后 5 年内不复发，之后再复发的可能性极低，几乎为 0，这就是完全治愈了。非常幸运的是，经过积极治疗，黄先生现在身体状况非常好，原发灶没有看见异常的改变，同时胆囊、脾、胰腺、肾脏没有看见异常，腹盆腔及腹膜后全部没有看见任何肿瘤复发转移的迹象。"

主持人："现在黄叔叔所有的检查结果都在正常参考值范围内，结合影像和血液学的检查，说明黄叔叔已经康复了。那直肠癌发病和什么有关系呢？"

沈　琳："直肠癌的发病和膳食结构有很大关系。随着生活水平的提高，红肉摄入越来越多，经过多个研究被证实，红肉是导致大肠癌发病的因素之一，早诊筛查做得不够，没有把直肠癌遏制在息肉阶段。"

🌿 疗护指南

1. 直肠癌的高危因素有哪些

高危性由高到低依次是

血便史

黏液便史

肠息肉史

消化道溃疡史

慢性腹泻

常年便秘

慢性直肠炎

年龄大于 50 岁

大肠癌家族史

注意：这里的风险值是指针对没有这些相关症状的人群，风险值是相关性，不是因果性，若出现症状不要慌张。

2. 容易发生癌变的两种肠型

干净肠	节俭肠
肠道里肠内容物不可能一点儿都没有，为了清空肠道而吃刺激性的泻药，很可能会刺激肠道里某些细胞的增生，导致肠道壁变黑。有黑便的肠道可能会引发癌症	冰箱里的细菌数量随着使用冰箱时间的延长，成百倍上千倍地增长。从冰箱里取出食物直接吃更危险，细菌进入肠道后开始复活，即便是放在 -20℃～-18℃ 的温度下，仍然有一些细菌会生长

 温馨提醒 肠道长期慢性炎症会引发严重的后果，尽量不要吃隔夜的宿食。

3. 如何辨别痔疮和肠癌的不同

· 疼痛感觉不同

痔疮的不舒服及肛裂引起的出血会感觉肛周疼痛；而肠癌引起的疼痛则是下坠感和酸痛感。

· 便血颜色不同

痔疮造成的便血颜色鲜红，或排便时会滴血、喷血；肠癌出血主要是大便摩擦所致，所以大多数混在大便里，血色暗红，并含有黏液。

· 大便形状不同

痔疮的大便一般不会有太大变化；肠癌的大便常出现稀烂便，大便变细或有沟槽痕迹。

· 排便习惯不同

痔疮患者的排便习惯不会发生大的变化；肠癌患者大便次数明显增多，而且花费时间长，总有便意，老觉得排不干净。

4. 通过两项筛查发现肠癌

· 便潜血检测

体检时化验大便，有一项是潜血，如果潜血是阳性，提示大便里有微量出血。

· 结肠镜检查

化验便潜血为阳性、有大肠癌家族史、有息肉病史、有慢性肠炎病史等，这些是高危人群。对于高危人群的筛查，肠镜是不可缺少的重要手段。

 高危人群在做肠镜时，如果肠腔非常干净也没有炎症，可以 5 年内复查一次肠镜。如果有息肉，尽管去掉了，未来 1～2 年内还是要再复查一次。

战胜"癌中之王"——胰腺癌

名医指导：李晓光（北京医院肿瘤微创治疗中心主任医师）
        李元明（北京医院肿瘤微创治疗中心副主任医师）

胰腺癌是一种被称为"癌中之王"的可怕癌症。没有接受治疗的患者，生存期只有 4 个月；如果接受旁路手术，生存期只不过 7 个月；做了切除手术之后，一般也只能存活 16 个月。胰腺癌有哪些早期症状？患者如何才能在与胰腺癌的抗争中取得胜利？

❀ 名医会诊

诊例一：庄奶奶，83岁。出现了严重恶心呕吐，体检时只有一两项指标高，就没有太在意。一段时间后慢慢出现胃不舒服、腹泻拉肚子的情况。体重也由55千克降到35千克。后就医确诊为胰腺癌，肿瘤大小约6厘米。同时也发现她的血糖忽高忽低，属于异常状态。

诊例二：汤奶奶，82 岁。2017 年 3 月被确诊为胰腺癌，且已伴随转移。在确诊前 3 个月体重飞速下降 15 千克。因为有胆结石，平日间歇发作时会吃止痛药和消炎药。

主持人："诊例一中庄奶奶一开始并没有发现血糖的异常，难道说血糖异常是胰腺癌的风向标？"

李晓光："当时接诊庄奶奶时，她已经瘦成皮包骨了，身体非常虚弱，卧床不起。肿物长在肠道上，压迫肠道 6 厘米左右，压迫的是幽门位置。也就是说，在食物进入小肠的必经之路上堵了，只剩下窄窄的缝隙，食物下不去，胃液也过不去，只能向上翻。后来安放了合适的支架，使食物可以单向走，这样有效防止了恶心呕吐，病情得到了改善。"

主持人："治疗后大概多久，庄奶奶的病情改善了？"

李晓光："一周左右庄奶奶就可以下地走路了，食欲也逐渐恢复了。"

主持人："诊例二中汤奶奶被确诊为胰腺癌，胰腺癌有哪些早期信号？"

李元明："血糖异常是胰腺癌的早期信号。"

主持人："胰腺上长肿瘤为什么会使血糖出现异常的波动呢？"

李元明："因为胰腺是内分泌器官。血糖受胰岛素调节，而胰岛素就是胰腺的胰岛细胞分泌的。这也是为什么糖尿病患者的胰腺癌患病率比正常人高 1.5 ~ 7 倍的原因。"

🌿 疗护指南

1. 这样的血糖异常状况可能与胰腺癌相关

· 初发糖尿病的患者，年龄在 55 岁以上。

· 如果患者一直有糖尿病，血糖症状也很稳定，平常没什么感觉，最近突然出现口渴、多尿。

· 吃多种降糖药，但依旧无法很好地控制住血糖。

2. 容易被忽略的胰腺癌症状

如果出现以下症状，则需要提高警惕，这有可能是胰腺癌的表现之一：

· 消化不良、打嗝、嗳气。

· 脂肪性下痢。在吃了含油性比较多的食物时就拉肚子。

· 腰背痛。胰腺肿瘤导致的腰背痛是有一定特点的，并不是像腰肌劳损那样的腰背痛。胰腺肿瘤导致的疼痛是持续的，不管是活动时还是休息时都疼，多是隐隐的钝痛。

· 消瘦。

· 黄疸。黄疸会引起白眼球变黄，皮肤瘙痒，胆红素升高，小便变成浓茶色，大便颜色变白。

3. 胰腺癌早期筛查的几种方法

·抽血化验，看胰腺癌的肿瘤标志物的数值状况。

·影像学检查做 B 超，能较早发现病变。如果胰腺出现了问题，还需要做进一步的核磁共振检查。

4. 胰腺癌的微创治疗方式有哪些

方式一：给肿瘤输液

利用肿瘤供血丰富的特点在局部给灌注化疗药，让局部产生一个高浓度化疗药的治疗效果。

方式二：击毙肿瘤

用植入粒子的针穿刺，在 CT 引导下找到肿瘤的位置，把针直接穿刺到病变部位，在局部放粒子。

注意：除了白血病、淋巴瘤等血液系统肿瘤，很多的实体肿瘤都能够通过微创治疗方式来进行治疗，所以得了肿瘤并不可怕，要有科学理性的态度，积极配合治疗。

如何区分膀胱炎和膀胱癌

名医指导：李宁忱（北京大学首钢医院泌尿外科主任医师）
**　　　　汪　磊**（北京大学首钢医院泌尿外科主任医师）

　　一滴尿液竟能检测出癌症？很多人认为，只有上了年纪的人才可能得膀胱类疾病，实际上，40 岁以上就应该开始关注膀胱健康问题了。膀胱癌的发生和发展规律是怎样的？临床上滴尿验癌测的是哪方面的疾病？这种癌症早期被忽视的出血症状发生在哪个部位？生活中还有哪些致癌因素容易被忽视？

❀ 名医会诊

　　诊例：肖阿姨，60 多岁。因尿频尿急、尿液浑浊逐渐加重而就诊，一开始以为是炎症，后采用滴尿验癌，最终确诊为恶性肿瘤。肖阿姨神经性膀胱炎病史已经十几年，经常肚子疼、想上厕所、没法控制，平时不敢喝水，尿液的样子和米汤相似，又浑又浓。尿蛋白也高，后来出现血尿，血尿越来越多，肿瘤已经充满了整个膀胱。

　　主持人："诊例中肖阿姨的病例中有一个检验，通过一滴尿化验癌症，真的这么简单吗？"

　　李宁忱："其实在肿瘤的检测方法上，我们一直在开发研究更简便的检验方式——核基质蛋白检测（NMP22 检测）。"

　　主持人："膀胱癌到底是什么样的肿瘤呢？"

　　李宁忱："以肖阿姨为例，她患的就是膀胱癌，而且肿瘤充满了整个膀胱，基本没有空隙了。"

　　主持人："肖阿姨的手术状况怎么样呢？"

　　汪　磊："手术是切除了整个膀胱，手术时长持续了 4 ~ 5 小时，而且肖阿姨的肿瘤比较大，手术的复杂度或困难度都比较高。"

主持人："为什么要切除整个膀胱而不是肿瘤本身呢？"

汪　磊："如果肿瘤长得比较浅，可以单纯把肿瘤切掉，留下膀胱；如果肿瘤长得比较大，侵犯比较深，甚至侵犯到外面，就只能把整个膀胱切除。"

主持人："那什么样的膀胱肿瘤最危险呢？"

李宁忱："上尿路的肿瘤位置，也就是输尿管部位的肿瘤更危险，预后也更差一些。"

主持人："膀胱癌属于高发的肿瘤吗？"

李宁忱："以前曾经是最高发的癌症，近些年和前列腺癌的发病率基本差不多。从严重程度判断，有镜下血尿和肉眼血尿。只能在显微镜下才能看到，说明症状比较轻微；若颜色比较深，看见的和血一样，说明症状比较重。"

🥣 疗护指南

1. 膀胱癌的发病率及发展规律

·多发于老年人，50 岁后随着年龄的增长发病率越来越高，中老年男性比女性发病率高 3 ~ 4 倍。容易复发，在治疗后 3 个月、半年或更长时间会又再次发生，到了晚期预后差。

·肿瘤在发展过程中会在身体的某一部位出血，这种出血能够感觉到，但由于比较轻微，一两次就没有了，所以容易被忽视。

2. 膀胱癌的高发人群

·吸烟人群。

·职业性膀胱癌：职业性膀胱癌是我国法定职业病的一种，比如从事橡胶、化工、染料等行业的人都可能会出现膀胱癌，但是否是因为接触这些物质导致的，还是要经过医疗机构详细的检测。

·结石引发的肿瘤。

常见的能引发肿瘤的结石有人体泌尿系统结石、输尿管结石、膀胱结石。

温馨提醒　不是每一种结石都会诱发癌症，高度警惕很重要。

3. 膀胱炎和膀胱癌的区别

膀胱炎的症状	膀胱癌的症状
尿频，突然想排尿 尿急，憋不住尿，不马上如厕就会尿裤子 尿痛，感觉尿道有烧灼感，像刀割一样 血尿，这是非必要症状	无痛血尿是膀胱癌的主要症状 血尿和尿频、尿急、尿痛的症状同样可以发生在膀胱癌，更多的人是血尿的症状，特别是无痛肉眼血尿

注意：血尿、尿频、尿急、尿痛这些症状是指发生机会，并不是说血尿重就一定是膀胱癌，血尿轻就一定是膀胱炎。如果自己判断不了是癌症还是炎症，医生能帮你区分。

4. 膀胱癌诊断的标准

·膀胱镜是确诊膀胱癌的标准仪器，它分为膀胱硬镜和膀胱软镜。

·膀胱硬镜是最常用的膀胱镜；膀胱软镜是更先进的一种仪器，材质柔软，能顺着尿道的生理曲度进入膀胱，痛苦非常小，在局部麻醉状态下就可以进行。

·膀胱镜的检查大约需要 10 分钟，相对复杂的病例会更耗时一些。

健康女人，远离宫颈癌和卵巢癌

名医指导：向　阳（北京协和医院妇产科主任医师）

段　华（首都医科大学北京妇产医院妇科微创中心主任医师）

在妇科恶性肿瘤里，宫颈癌、卵巢癌尤其多发。它们疯狂生长，有的时候甚至多发到 200 多颗，而且这还不是临床上的最高纪录，最高纪录是 500 多颗。那么威胁女性的妇科肿瘤分别会“偏爱”哪些人？哪里才是肿瘤病毒聚集的地方呢？

名医会诊

诊例一：女性患者，60 多岁。每年都做妇科检查，2019 年上半年体检没有发现问题，2020 年初体检查出上皮性卵巢癌晚期。

诊例二：高女士。27 岁时患了宫颈癌，当时特别绝望，经过手术治疗，最终战胜了癌症，7 年后生下了一个健康宝宝。

主持人：“在妇科肿瘤中哪种肿瘤更常见？”

向　阳：“宫颈癌每年全球的新发病例是 50 多万，我国占了将近四分之一。宫颈癌是目前唯一一个病因比较明确的恶性肿瘤。研究结果表明，宫颈癌与高危型人乳头瘤病毒（HPV）的持续感染密切相关。同时，宫颈癌也是目前可以做到早期发现的妇科肿瘤之一。卵巢癌原发于卵巢，它的发病率比宫颈癌低，但是目前死亡率是妇科恶性肿瘤中最高的。”

主持人：“卵巢癌能及早发现吗？”

向　阳：“卵巢癌很少能在早期发现，70% 的患者发现时都是晚期，70% 的患者都是中老年人，70% 的患者治疗效果不太好。卵巢癌中恶性程度最高、最常见也是最不容易发现的是上皮性卵巢癌，被称为'隐形杀手'。"

主持人："这类卵巢癌临床上有无典型的病例表现？"

向　阳："诊例一的情况就是。上皮性卵巢癌从无到有，发展十分迅速，这位患者半年前体检没有发现问题，半年后已经是卵巢癌晚期了。女性的卵巢只有2厘米左右，隐藏在盆腔深处。上皮性卵巢癌一旦起病，就会很快蔓延，播散到腹腔，包括腹膜、肠道、大网膜等。"

主持人："除了卵巢癌还有宫颈癌，宫颈癌是什么？"

段　华："宫颈癌有其自身的特点，它是由 HPV 病毒感染引发的癌症，而这种病毒存在于我们生活中的很多地方。"

主持人："像高女士这样得了宫颈癌怎么办？"

向　阳："先给高女士做保留生育功能的广泛宫颈切除，再把剩下的子宫和阴道对接，以保留正常的生育功能和月经。切下来后做病理检查，病理提示切除干净，也不是太晚期，术后没有给高女士做化疗。现在的治疗已经从以瘤为本转移到以人为本，在治疗肿瘤的同时会考虑能不能尽量保留它的功能。"

主持人："这个 HPV 病毒只有女性会感染吗？"

段　华："女性会感染，男性也会感染。因为这种病毒是在自然界之中的，所以我们所有人都有可能会感染。女性得了表现为宫颈癌，男性得了表现为疣或者男性生殖器内恶性肿瘤，比如说肛门癌症、阴茎癌症等。"

主持人："感染 HPV 一定得癌症吗？"

段　华："只有反复感染并且没有得到及时治疗的人，才有可能转变成癌症。"

🌿 疗护指南

1. 卵巢癌"偏爱"哪些人

·遗传是卵巢癌的高发因素，上皮性卵巢癌中有将近 20% 的患者和遗传有关。

·此外，内分泌紊乱、患有不育或不孕症、月经来得早、绝经时间较晚、长期使用促排卵药物以及高脂饮食等人群，都将增加卵巢癌的发病风险，肥胖人群、高血压、糖尿病、多囊卵巢综合征患者也都是卵巢癌"偏爱"的对象。

2. 宫颈癌"偏爱"哪些人

·40 岁至 49 岁、60 岁至 69 岁是宫颈癌比较高发的两个年龄段。

·性生活过早的、性伴侣较多的、长期口服避孕药的、长期吸烟的、反复多次感染 HPV 的人群等也是宫颈癌"偏爱"的对象。

3. 宫颈癌的预防和治疗办法

·一级预防：疫苗，让自己不感染 HPV 病毒。

HPV 疫苗注射最佳的年龄是性生活开始之前，最好在 9 ~ 15 岁，只要注射 2 次就可以，当然，9 ~ 26 岁也可以。三四十岁的人，也是可以注射疫苗的，但是从抗体进入体内的效价和保护力来说，会差一些。

·二级预防：筛查

已经感染病毒，但没有出现宫颈的组织病理学变化，可以通过筛查发现。如果发现细胞出现异常，要进行下一步病理活检，尽可能找到癌的前期病灶，及早治疗。

·三级预防：治疗

已经得了宫颈癌要尽早诊治，按照医生的指导进行合理治疗。

肾上腺肿瘤的表现是如此特别

名医指导：姜永光（首都医科大学附属北京安贞医院泌尿外科主任医师）

血压忽高忽低，吃了药也降不下来？体重超常，心跳过速？你相信吗，这些都和肾上腺肿瘤有密切关系。肾上腺长在我们身体的什么位置？它为什么会长肿瘤？这和哪些因素有关？如何做到有效预防肾上腺肿瘤？

🌸 名医会诊

诊例一：倪阿姨，50 多岁。常年血压居高不下，药物控制效果始终不好，叫过 10 次以上的 120 急救。有时还会出现胸闷、心跳快、焦虑抑郁的症状。

诊例二：武叔叔，62 岁。2008 年时在开车途中突发主动脉夹层，血管破裂，险些丧命，没注意血压，后来才发现血压超高。平时不发病的时候没有难受的症状，也没有主动监测血压的习惯。

主持人："诊例一中和诊例二中的这两位患者都曾和死神擦肩而过，而且他们有着同一种特殊的疾病，却表现出了截然不同的症状，到底是什么疾病导致的这些症状呢？"

姜永光："他们都是肾上腺肿瘤，肾上腺肿瘤大多是良性肿瘤。武先生做完手术后就没有高血压了，而倪女士在手术后血压也平稳了，不抑郁了。"

主持人："这其中的病理是怎样的呢？"

姜永光："我们人体有两个肾上腺（如下页图所示）。为什么叫肾上腺？因为它正好骑在肾脏上面。它不大，整个重量为 4 ~ 6 克。它的个头虽小，但功能非常强大。如果它出现问题，身体就可能会出现很严重的并发症，甚至出现心衰、心梗等。"

主持人："为什么肾上腺肿瘤会出现血压、心脏、体重的问题呢？"

姜永光："从结果上看，肾上腺肿瘤分为皮质和髓质。皮质和髓质都会分泌一些激素，髓质分泌的激素就有肾上腺素、去甲肾上腺素和多巴胺，激素对维持人体正常的生理需要非常重要。倪阿姨和武先生属于醛固酮出现问题，也就是盐皮质激素出现问题，人体内钠离子和水代谢出现异常，导致了高血压和心脏病。"

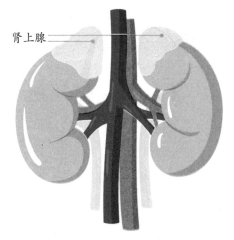

肾上腺示意图

主持人："那肾上腺肿瘤患者如果进行手术，风险会更高吗？"

姜永光："这种疾病很凶险，和一般的高血压患者做手术是不一样的。在手术台上他可能血压会忽高忽低，甚至会危及生命。所以，术前会对这部分患者的心脏功能做更为仔细的评估，这样主刀医生上手术台时心里才会更踏实。"

 疗护指南

1. 肾上腺肿瘤的危害

高血压	代谢紊乱	电解质紊乱
可能出现血管问题、高血压脑病、脑出血等严重并发症	可能出现向心性肥胖、满月脸、女性月经紊乱等症状	可能出现原发性醛固酮增多症，引起低钾、高钠的症状

2. 肾上腺肿瘤高血压的特点

· 长期居高不下。

· 忽高忽低，且吃降压药不明显。

· 没有明显的头疼、头晕症状。

3. 以下症状说明可能得了肾上腺肿瘤

·血压居高不下，忽高忽低，波幅特别大，三种以上的降压药联合应用也没有效果。

·过于肥胖，而且是向心性肥胖，四肢特别瘦。

·心脏功能不好，出现心血管疾病。

4. 预防肾上腺肿瘤的原则

·饮食上要"杂着吃，不偏食"，多吃富含钾的食物。

富含钾的食物清单

谷类： 全谷类、小麦芽	奶类： 各类调味乳奶
肉类： 鱼、瘦肉、鹅肉、沙丁鱼、家禽类	豆类： 红豆、绿豆、大豆、黑豆、蚕豆
蔬菜类： 深色蔬菜（尤其是红苋菜、绿苋菜、空心菜、紫菜、海带、香菇等）	水果类： 香蕉、柿子、大枣、橙子、芒果、柑橘、苹果、杏、哈密瓜、葡萄等

·早检查，早治疗。肾上腺肿瘤极其隐匿，被忽略和延误的可能性也很高。如果怀疑有肾上腺肿瘤，要及时去超声科检查，倘若确诊，要及早进行手术切除治疗。